오늘
자궁
맑음

권용순 지음

추천의 글

용기 있는 의사와 그 곁을 지키는 사람들의 이야기

자궁선근증이라는 병은 생리하는 조직이 자궁근육을 파고들어 심한 생리통과 과다출혈을 일으키고 난임의 원인이 되는 병으로, 약물 치료 외에 수술적 치료법으로는 자궁절제술만이 유일한 방법으로 알려져 있었다. 호르몬 치료와 약물 요법이 있기는 하지만 그런 치료법이 다 배란을 억제하기 때문에 임신을 원하더라도 통증을 없애기 위해서는 아기 갖기를 아예 포기하거나, 힘든 난임 시술을 시도할 수밖에 없었다. 하지만 그 과정에서도 통증이 생기고 실패할 가능성도 높다.

내가 산부인과 전공의 과정을 하던 시절에는 '자궁선근증절제술'이라는 명칭조차 생소했다. 지금은 진료실에 찾아와 생리통에서 벗어났다는 소식을 전해 주거나 수술 후에 임신해서 출산까지 한 환자들을 보면 내가 매일 기적을 체험하고 있다는 생각이 든다. 그리고 내가 이 과정에 함께할 수 있다는 사실이 감사하고 큰 보람을 느낀다.

하지만 모든 일이 그렇듯 항상 결과가 좋은 것도 아니고 막중한 책임감도 따른다. <오늘 자궁 맑음>에는 내가 바로 곁에서 지켜봤던 존경하는 한 의사가 '자궁선근증절제술'이라는 자신만의 영역을 만들어가는 과정이 고스란히 담겨 있다. 더불어 읽는 사람들의 허를 찌르고 가슴을 뜨끔하게 만드는 신랄한 비판도 있다. 저자를 아는 사람이라면 글 속에 그의 성격이 고스란히 드러난다는 것을 느낄 수 있을 것이다.

어느 분야에서나 남들이 너무 당연하게 여기는 것을 넘어 새로운 시도를 하기란 절대 쉽지 않다. 아직도 학벌과 인맥이 주가 되는 사회에서 주요 집단에 소속되는 데 인생의 목표를 두고 살아가는 사람들도 많고, 다들 그렇게 사는 것이 잘사는 것이라고 생각한다. 대학병원 교수이자 의사로서 이름만 들어도 아는 큰 병원에 근무하며 그 자체로도 존경과 부러움의 대상이 되는 그런 삶은 애초부터 저자의 목표가 아니었다.

어쩔 수 없다는 핑계를 대거나 타협해 버리는 경우가 얼마나 많은가. 그러면서 기회를 놓치고 안주해 버리기 일쑤다. 그러나 <오늘 자궁 맑음>을 통해 사회적 통념과 외부의 시선에서 벗어나 본인이 추구하는 진정한 삶을 향해 달려가는 저자의 모습을 엿볼 수 있다. 나는 그 원동력이 '용기'라고 생각한다. 남들의 평가에서 자유로워지기 위해서도 용기가 필요하고, 목표를 실현하기 위해 스스로 통제력을 발휘하고 노력하는 추진력도 용기 있는 마음에서 비롯되는 것이라고 생각하기 때문이다.

저자가 생각하는 참다운 의사가 되기 위해 필요한 것은, 자신은 제대로 된 치료자의 역할을 잘 감당해 내고, 환자들에게는 삶의 희망을 주는 모습일 것이다. 저자가 부인과 전문의로서 생리통과 난임으로 고통받는 사람들에게 희망을 주기 위해 어떤 고민을 해 왔는지를 살펴보는 것은, 비단 같은 의료계 종사자뿐만이 아니라 진정한 용기를 통해 자신의 삶을 개척해 나가려는 많은 이에게 힘이 되어 주리라 확신한다.

— 곽재영 교수 (을지대학병원)

숨구멍을 틔우고 등을 토닥여 준 사람

두 평이 채 넘지 않는 진료실에서 환자 한 명당 십 분을 할애하기도 벅찬 것이 대한민국 의료계의 현실이다. 그런 상황에서도 권용순 교수는 진료실 밖 연구실에서 '의료행위자'를 넘어선 '치료자'로서 자신

추천의 글

의 길을 묵묵히 개척해 나간 분이다. 쉽고 넓은 길 대신 자갈이 가득한 비포장도로를 선택한 그는 결국 유일무이한 치료법과 실력으로 자신의 고유 영역을 개척해 왔고, 결론적으로 나를 포함해 무수히 많은 환자가 건강하고 아름다운 자궁을 지켜낼 수 있게 해 주었다.

타의추종을 불허하는 실력을 갖춘 의사가 건네는 "내 치료법으로 당신의 자궁을 지킬 수 있습니다."라는, 그 믿음직하고 다정한 한마디가 나에게 내 자궁의 안녕을 원하게 했고 나 자신을 더 사랑하게 해 주었다.

사람 몸에 있는 모든 장기가 그렇듯 자궁과 자궁 건강 여부가 개인에게 부여하는 의미는 크다. 어떤 이에게는 자궁이 앞날의 임신 계획을 세우는 데 절대 없어서는 안 되는 신체 장기이고, 어떤 이에게는 자궁 건강이 미래의 임신 가능성을 높여 주는 희망이다. 어떤 이에게는 진통제를 한 주먹씩 털어넣지 않고도 하루를 버텨낼 수 있게 해 주는 숨구멍이고, 또 어떤 이에게는 젊은 시절에 경험한 출산과 고된 인생살이로 지치고 노쇠한 몸에 느지막이 다시 찾아온 고통을 없애 주는 다정한 등 토닥임이다. 자궁과 자궁 건강이 당신과 당신이 사랑하는 가족, 그리고 지인들에게 어떤 식으로든 남다른 의미가 있다면, 이 고집 센 의사의 이야기를 읽어 보시기를 권한다.

— 한혜진

내 자궁을, 아니 나를 살리셨다!

여덟 번의 시험관 시술로 한때 내 자궁에 있던 선근종은 나날이 기세를 떨쳤다. 몸도 마음도 너무 아팠다. 3차 병원에서도 자궁을 적출하는 방법밖에는 없다고 했다. 자궁을 살려 줄 의사를 찾아야만 했다.

명의라는 소문에 반신반의하며 이리저리 헤매다가 한 지인이 권용순 교수님에게 수술받은 후 출산까지 했다는 이야기를 우연히 전해 듣고는 꼭 교수님에게 수술을 받아야겠다고 생각했다. 기다림 끝에 만난 권 교수님은 자신감 넘치는 목소리로 자궁을 보존할 수 있고 이후의 결과도 기대된다고 말씀하셨다. <오늘 자궁 맑음>을 읽어 보니 아마도 교수님은 그때 이미 머릿속으로 내 수술에 대한 시뮬레이션을 마치셨던 것 같다. 그러고는 정말 내 자궁을, 그리고 나를 살리셨다!

지금 내 옆에는 권 교수님과 곽 교수님이 직접 받아 주신 백일 된 꼬맹이가 옹알이를 하고 있다. 이 책은 권 교수님의 바람처럼 젊은 의료인들에게는 올곧은 여정에 오르는 용기를 북돋아 주는 티켓이자, 나처럼 자궁을 살려야 하는 바람을 지닌 사람들에게는 한치의 의심도 없이 그를 만나게 해 주는 초대장이 될 것이다.

— 윤미진

절망의 시간이 희망으로, 행복으로

나는 올해 열 살 된 사랑스러운 아들을 만나기 위해 오래 힘든 시간을 견뎌야 했다. 가슴이 찢어질 듯 아파서 목놓아 울음을 터트렸던 순간도 있었고, 한순간의 잘못된 판단으로 몸이 망가져 아이를 갖기 힘든 처지에 빠져 끊임없이 자책하던 시간도 있었다.

그런 절망의 순간에 도움을 청한 나에게 교수님은 친절하게 손을 내밀어 주시고, 어느 의사 선생님에게서도 들을 수 없었던 '할 수 있다'는 희망과 자신감을 심어 주셨다. 선생님의 도움으로 마침내 나는 건

추천의 글

강을 회복할 수 있었고, 지금은 내 인생에서 가장 소중한 아들을 만나 행복한 시간을 보내고 있다.

이번에 선생님의 진료 경험을 담은 책 <오늘 자궁 맑음>이 출간되어 기쁜 마음으로 응원을 드린다. 선생님은 환자들에게 매 순간 최선을 다하셨고, 도움을 주려고 애쓰셨다. 그런데도 책에는 그 과정에서 선생님이 오히려 더 많은 감동을 느꼈고 인생을 배웠다고 쓰셨다. 아마도 선생님이 잘 모르시는 것 같다. 선생님의 그런 노력들이 고통받던 한 인간과 가정에 얼마나 큰 희망을 주셨는지, 그리고 그들의 인생까지도 얼마나 다르게 바꿔 주셨는지를 말이다.

이 책은 단순히 나처럼 고통을 겪었던 이들의 이야기가 아니다. 그런 고통을 극복하고 삶의 희망을 만들어 가는 이들의 여정에 함께한 분들의 이야기까지 오롯이 담겨 있는 위대한 기록이다. 부디 이 이야기들이 세상에 널리 알려져서 더 많은 희망과 생명의 싹을 틔울 수 있기를 바란다.

— 윤진아

권용순 교수님 모르는 사람 없게 해 주세요

나는 모든 대학병원에서 대장을 잘라내고 자궁을 적출해야 한다는 진단을 받고 충격을 받았었다. 하지만 권용순 교수님만은 달랐다.

선생님은 드라마 '슬기로운 의사 생활'의 주인공이랑 너무나 닮아서 이 책 <오늘 자궁 맑음>을 읽는 내내 한 편의 드라마를 보는 것 같았다. 책을 보면서 나도 모르게 '나처럼 자궁 질환을 겪는 여성 중에 권용순 교수님 모르는 사람 없게 해 주세요.' 하고 웅얼거렸다.

이 책을 통해 자궁 질환을 앓고 있는 모든 여성에게 희망과 권용순표 해피 바이러스가 널리널리 퍼졌으면 좋겠다.

"자궁 질환이 있는 여성들이여, 두려워 말라! 권용순이 있다."

나에게 제2의 인생을 살게 해 주신 권용순 교수님께 진심으로 감사드린다.

— 안성희

담백한 진심

어떤 의료 일지는 의무감을 넘어서 한 사람의 담백한 진심을 품기도 한다. <오늘 자궁 맑음>이 보여 주는 이야기는 진료실보다 더 깊은 곳에서 시작되었고, 그것은 인간을 향한 권용순 교수의 오랜 애정과 직업인으로서의 윤리에서 비롯된 진심이다.

— 박소정 (녹색광선 대표)

오늘
자궁
맑음

권용순 지음

**명의를 만나는 문턱은
높지 않아야 한다.**

적출 없는 자궁보존 수술 세계 최초 개발!
자궁 수술의 새로운 패러다임을 제시한
의사 권용순이 전하는 자궁 이야기

고유명사

차례

내게 한결같은 그녀들 _ 014
하루의 시작 _ 022
탄생의 시공간 _ 027
홀로서기 _ 034
뜨거운 눈물 _ 039
고마운 사람 _ 046
환상의 콤비 _ 055
그때 너무 고마웠어요 _ 069
미국 환자 _ 082
승진 싫어요? _ 095
소중한 첫 만남, 산모 _ 107
너무나 아팠다 _ 119
가족의 곁으로 _ 142
준비한 이별 여행 _ 155
반갑다. 우리 첫 아가 _ 169
소녀 같은 내 환자들 _ 188
모나고 어린 의사 _ 201
못난 의사들 _ 218
어설픈 사기꾼 _ 228
나만의 일기 _ 245
백수 같은 나 _ 259
덫에 걸려들지 않으려면 _ 268
미꾸라지! _ 274

이 글은 사실을 기반으로 썼습니다.
의사로서 교수로서 역경을 무릅쓰고, 포기하지 않고
외길을 달려 온 나 자신에게 수고했다는 위로와
칭찬을 해 주고 싶습니다.

그리고 이 길을 걷다가 이탈할 뻔한 순간마다
날 잡아 준 가족과 직장 동료들에게
고맙다는 말을 전하고 싶습니다.

제 글을 통해 의사로서 정말 가치 있는 삶이
무엇인지를 깊이 고민하고 비판적으로 사고하는
젊은 의료인들이 더욱 많아지기를
진심으로 바랍니다.

내게 한결같은 그녀들

"안녕하세요. 여기 의자에 앉으시죠."

환자가 아무 말이 없이 긴장한 모습으로 의자에 앉는다. 보호자로 보이는 남성은 좀 더 태연해 보이려 애쓴다. 창백한 안색과 거친 피부의 중년 여성이 내 눈과 입을 주시하며 머뭇거린다.

"진료실에 오시기 전 문진에서 자궁선근증의 고통과 연속적인 임신 실패로 제게 오셨다고 말씀하셨네요?"

"네! 제가 여러 번 시험관을 시도했는데 다 실패했고, 지금은 너무 힘들게 살아가고 있어요. 생리할 때마다 죽고 싶을 정도로 심한 통증과 많은 출혈이 있어서 이렇게 사는 게 맞나 싶고, 죽고 싶을 정도로 고통스러워요."

"잠시만요. 먼저 제가 여쭤보고 싶은 게 있어요. 자녀가 없다는 거지요?"

"네!"

"결혼하신 지는 얼마나 되셨나요?"

"8년 됐어요. 처음부터 임신을 시도한 건 아니었고, 본격적으로 시도한 건 5년 전부터였어요."

환자는 정해진 진료 시간은 안중에도 없는 듯 긴 한숨을 쉬며 자기 이야기를 시작한다. 옆에 있던 외래 간호사가 내 눈치를 살핀다. 진료가 밀릴 걱정에 입술을 종그리곤 밖으로 나간다.

"결혼 후 생리통이 있고 생리량도 많았지만 약으로 견딜 만해서 신혼 때는 피임을 했어요. 그러다가 점점 아기를 갖고 싶어서 노력했지만 유산만 반복했어요. 걱정스러워서 난임병원을 찾아갔더니 의사가 제 자궁의 상태가 좋지 않다면서 시험관 시술을 권유했어요. 고심 끝에 시술을 하기로 했고 세 번의 시도 끝에 임신이 돼서 정말 기뻤어요. 그런데 임신 두 달 만에 다시 유산을 했어요."

환자는 지난 일을 말하다가 감정이 북받쳤는지 허공을 바라보며 눈물을 훔친다. 잠시 말이 끊긴다.

"휴지 여기 있어요. 편하게 더 말씀하셔도 됩니다."

"고맙습니다."

남편은 울먹이는 아내를 보며 심각한 표정으로 한숨을 내쉰다.

"그 뒤에 잠시 여행을 떠나 마음을 추스른 뒤 다시 시작할 생각이었는데, 생리 때만 되면 허리가 끊어질 듯 심한 통증 때문에 너무 두려웠어요. 게다가 회사에서 일하다가도 바지가 흠뻑 젖을 정도로 생리혈이 너무 많이 흘러서…."

슬프다기보다는 너무 화나고 괴롭고 원망스러운 듯 환자는 다시 눈물을 글썽이며 말을 잇지 못한다. 그러자 남편이 묻는다.

"교수님. 제 아내를 치료할 수 있을까요?"

"제가 아직 진찰도 못 했습니다. 말씀만 듣고는 알 수 없으니 일단 진찰을 해 보겠습니다. 간호사님! 초음파 진료 준비해 주세요."

"네. 교수님. 환자분은 저를 따라 오세요. 먼저 탈의하시고 진료 치마를 입고 준비하실 거예요."

간호사가 환자의 등을 쓰다듬듯 데리고 나간다.

내가 초음파 검사실로 이동하려고 일어나자 남편이 한마디를 한다.

"교수님. 잘 좀 봐 주세요. 잘 부탁드립니다."

"네. 우선 진찰부터 하고 다시 상담할 테니 그때 같이 들어오시죠."

초음파실에서 신호가 왔다. 나는 환자에게 정중하게 검사 시작을 알렸다.

검사 결과 거대 선근종이었다. 그녀의 자궁 전체가 선근종으로 바뀌어 있었고, 최대 직경은 갓 태어난 아기의 머리보다 더 큰 상태였다. 게다가 반복된 시험관 시술로 자궁과 난소, 직장까지 아주 단단히 유착되어 있었다.

내진에 대한 환자의 동의를 받아 진행하는 질식 하복부 검진 결과, 유착이 강하게 의심되는 소견을 보였다. 환자는 진찰하는 동안에도 불편한 정도가 아니라 무척이나 아파했다. 하복부를 눌러 보니 커진 자궁에서 둥글고 커다란 핸드볼 크기의 선근종이 만져졌고, 환자는 살짝 건드리기만 해도 통증을 호소했다. 진료실로 돌아와 전자 차트를 작성하는 동안 환자와 보호자가 다시 진료실로 들어왔다.

그녀는 걱정 반 포기 반으로 나를 응시하며 조심스레 말을 꺼낸다.

"선생님, 저 심각하죠? 다른 병원들에도 가 봤는데, 정말 애기를 원하면 시험관 몇 번 더 해 보고, 안 되면 너무 고통스러울 테니 자궁을 적출하자고 하더라고요."

난 궁금했다.

"그동안 다녔던 병원에선 어떻게 치료하셨나요?"

환자는 할 말이 많은 듯, 아니 준비라도 한 듯 그동안 다녔던 병원 의사들의 진료와 불친절 사례를 시간순으로 봇물 터트리듯 털어놓기 시작했다. 나는 그들의 감정에 공감하려고 노력했다.

"결국, 자궁 적출하…!"

환자가 결국 감정이 북받쳐 결국 눈물을 터트린다.

휴지로 눈물을 훔쳐 낸 환자가 다시 묻는다.

"선생님은 어떻게 치료하실 수 있나요? 진료 보셨잖아요. 다른 분들 생각과 같으신가요? 제가 제주도에서 이 먼 서울까지 찾아왔거든요…."

그 순간 내 머릿속에선 이미 초음파 진료부터 수술 공식까지 그려지고 있었기에 나는 웃으면서 대답했다.

"네. 수술 가능해요. 자궁을 보존하고 선근종은 최대한 절제할 수 있어요. 수술 후 3개월 정도 지나면 자궁의 기능과 구조도 안정되어 임신 시도도 할 수 있으니 지금보다 훨씬 높은 임신력, 출산력을 발휘할 것 같아요. 아, 물론 생리통과 생리량이 정상화되는 것은 당연하고요. 결과적으로 90퍼센트 이상의 환자들이 증상은 사라지고 약물 치료를 하지 않아도 정상 자궁으로 생활할 수 있게 된답니다."

"정말요? 제가 이렇게 심하고… 아니, 다른 유명 교수님들도 다 만나봤는데 다들 불가능하다며 적출해야 한다고 했는데, 정말 가능한 거 맞나요?"

"거듭 말씀드리지만, 가능합니다."

대답하면서 나도 모르게 빙그레 웃었다. 그제야 환자와 남편의 얼굴에도 웃음기가 돌더니 좀 더 적극적으로 수술 방법을 묻는다. 그때 간호사가 들어와서 재촉한다.

"교수님, 진료가 너무 밀려서 밖에서 불평이 많아요!"

"네. 그렇군요. 미안합니다."

간호사의 말에 미안한 표정을 짓는 환자에게 나는 다음 절차를 안내했다.

"자세한 절차는 밖에서 자세히 알려드릴 겁니다. 긍정적으로 치료받으시면 됩니다."

환자와 보호자가 고맙다는 말을 남기고 밖으로 나가자 긴 한숨이 나왔다. 밀린 외래 환자들을 진료할 생각을 하니 머리까지 지끈거렸다.

그 환자를 다시 만난 것은 한 달 뒤 입원 병동에서였다. 수술은 바로 다음 날로 예정되어 있었다. 큰 여행 가방 가득 입원 준비를 해 온 환자와 남편이 1인실 병실에서 저녁을 먹고 있었다. 외래에서 봤을 때와 달리 밝고 건강해 보였다.

"얼굴이 많이 좋아지셨네요."

"네. 외래 진료 보고 나서부터 희망이 생겨서 즐겁게 지내려고 노력하고 있습니다."

"내일이 수술인데 너무 긴장하지는 마세요. 잘될 겁니다."

환자가 걱정할까 봐 조금이라도 마음 편하게 해 주려고 한 말이다.

"네. 걱정 안 돼요."

"네? 그래요? 다행이네요."

"한 달 전엔 낭떠러지에 서 있었어요, 서 있을 곳도, 갈 곳도 없는 그런 곳이에요. 그런데 길이 있었고 그 길을 바라보니 희망이 보여요. 이 길에서 잘못된다고 해도 그때처럼 낭떠러지는 아닐 거란 믿음도 생기더라고요."

그러면서 미소 띤 얼굴로 한마디 덧붙인다.

"교수님, 인터넷에서 환자들의 치료 후기를 찾아봤어요. 제가 모르고 있는 게 너무 많더라고요. 치료 후기도 마음에 드는 게 많아서 기대감도 생겼어요. 교수님, 인터넷 카페에서 꽤 유명하시던데요. 그거 아세요?"

"그런가요. 하하. 저도 오늘은 푹 쉬고 내일 수술 준비 잘하겠습니다."

멋쩍게 웃으며 병실을 나왔다. 나는 집에 돌아와서 쉬다가 문득 생각에 잠겼다.

내가 어느덧 사십 대 후반의 중년이 되었다.

나는 의과대학을 졸업하고 의대 성적이 나쁘지 않아 1990년대 말, 지금의 D병원인 송파구의 K병원에서 인턴 생활을 시작했다. 좋은 의사가 되겠다는 막연한 생각으로 시작한 병원 생활이었다. 처음 의사 일을 시작했을 당시 내 꿈은 아픈 사람에게 필요하고 도움이 되는 좋은 의사가 되는 것이었다. 단순하고 이상적으로 보일 수도 있지만 그것은 나의 진심이었다. 세상에서 각광받는 유능한 전문의가 되고 싶다거나 경제적으로 부유한 인기 많은 전문의가 되겠다는 마음도 관심도 전혀 없었다. 무슨 과를 하든 단지 좋은 의사가 되고 싶었다.

인턴 생활을 시작해서 나에게 관심을 보이고 손짓해 준 과가 바로 산부인과였다. 인턴을 돌기 시작한 지 2개월쯤 되었을 때 나를 필요로 하는 과가 있다는 것이 마냥 기뻐서 곧바로 지원을 해 버렸다. 어차피 무슨 과를 하든 상관없었다. 그저 도움을 줄 수 있는 좋은 의사가 되면 된다고 믿었으니까.

#하루의 시작

o

 2020년 어느 날, 이른 새벽에 차로 25분 거리인 수영장에 가서 30분 정도 수영을 한 뒤 샤워를 마치고 다시 병원으로 향하면 7시 40분 정도에 도착한다. 아침 수영은 상쾌하고 항상 부지런하게 사는 기분을 느끼게 해 주는 나의 일상이다. 처음 시작은 왼쪽 팔 근육 회복을 위해서였다. 과도한 수술 집도로 세 번 정도 경추의 추간판 탈출 증상이 나타나 마약성 진통제로 통증을 참아야 했던 적이 있다. 왼쪽 팔의 근력이 점점 떨어져 수술을 계속하려면 근육을 키워야 했다. 나는 매일 아침 수영을 통해 경추 주변 근육을 강화하는 습관을 들였다. 그런지 벌써 7년이 다 되어 간다.

 수영을 마치고 병원 연구실에 도착하면 먼저 어제 입원한 환자의 차트를 확인하고, 머릿속으로는 수술장에서 벌어질 일을 미리 시뮬레이션해 본다.

마침 수석 전공의 선생에게서 전화가 온다.

"교수님! 마취 끝났습니다. 포지션 잡고 소독하면서 준비하겠습니다."

"그래요. 진행하세요."

이제 가운을 걸치고 수술장으로 향한다.

수술장에서는 집도할 환자의 공략 포인트를 머릿속으로 그려가며 손으로는 피아노 건반을 누르듯 수술을 진행한다. 수술이 있는 날이면 연구실에서 짙은 향수를 뿌리고 나오기 때문에 수술장으로 가는 내내 좋아하는 향에 취해 집중력과 감성을 한껏 끌어올리며 자신감 넘치고 완벽한 외과의로 변신한다.

준비를 마친 수술방에서는 마취과 의사와 간호사가 환자 머리 위에 있는 마취기로 환자 상태를 살피며, 수술 부위의 감염을 막기 위해 환자 머리 아래 있는 위생포로 깔끔하게 환자를 도포하고 있다. 환자 왼쪽에는 수석 전공의와 수술 전담 간호사가 서 있고, 환자 오른쪽 내가 설 자리는 비워져 있다(이것은 개복 수술을 할 경우다. 복강경 수술을 할 때는 위치가 반대다).

소독솔로 손톱 끝부터 팔꿈치 위까지 구석구석 손질하고 소독제 거품을 물로 깨끗이 씻고 나면 두 손이 오염되지 않게 얼굴 위치까지 들어올리고 수술방으로 들어간다. 짧은 목례를 하고 타월을 건네받아 물기를 닦고 수술복을 입는다. 그리고 환자 오른쪽 집도의의 자리에 서면 그때부터 수술이 시작된다.

두 시간이 넘는 동안 오로지 수술에만 집중하는 초긴장 상태가 이어진다. 평상시 시행하는 질병의 범위를 훨씬 뛰어넘는 거대한 선근종 수술에는 다양한 변수가 생길 수 있다. 수술장에서는 생명의 위협이 되는 일이 벌어질 가능성도 높다. 그 때문에 수술 내용을 벗어나는 잡담이 금지되는 것은 물론이고, 옆사람의 숨소리조차 크게 들릴 정도의 고요함 속에서 수술이 이어진다. 오직 환자 머리맡에 있는 마취기의 인공 호흡기 소리와 맥박 소리만 수술장을 가득 채운다.

복부를 열어 복강 안으로 진입하기까지 출혈이나 복부 안 장 유착은 없었고, 수술은 예상대로 잘 진행되었다. 그리고 드디어 거대한 선근종으로 변한 자궁을 보게 되었다. 우리는 수술 중 출혈을 최소화하고 수술의 안정성을 보장하며 수술의 완성도를 높이기 위해 양 골반 측면으로 지나가는 자궁동맥을 찾아 일시적으로 혈관의 흐름을 막아 놓고 수술을 진행했다. 이 기법은 8년 전 처음으로 선근종 수술에 도입한 뒤, 점차 확대해 가며 그 효과와 결과를 연구 논문으로도 발표했다. 그리고 나는 이 수술 기법을 TOUA(Transient Occlusion of Uterine Arteries) 라고 명명했다. 현재는 다른 의사들도 이 기법을 유용하게 쓰고 있는 것으로 알고 있다. 내가 만들었지만 내가 생각해도 너무나도 참신하고 유용한 수술 기법이라고 자부한다.

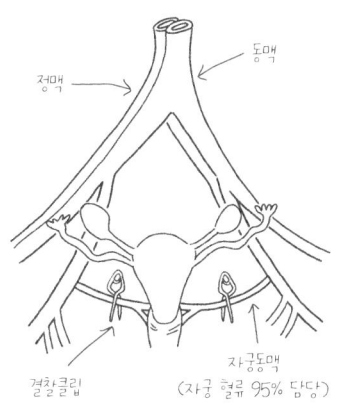

내 시각과 촉각을 이용한 고도로 집중된 수술은 계속 이어진다. 병변을 최대한 절제한 후 원래대로 구조를 복원하는 성형기법은 너무나도 창의적이고 예술적인 감각을 요구하기

에, 섬세함을 발휘해야 한다. 이 부분만큼은 10년 전과 지금은 많이 다르다. 여러 번 진화를 거듭해 지금은 완전히 다른 완성도를 갖추고 있기에 이 수술 과정의 비법을 이해하고 터득하는 데 1년 넘게 배워도 모자랄 것이다.

수술은 성공적으로 끝났다. 나는 수술에 참여한 동료 의료인들에게 마무리를 부탁한 뒤 수술방을 빠져나왔다.
"수고하셨습니다."
"네. 교수님, 수고하셨습니다."
다음 수술을 기다리는 동안 연구실로 가서 짙은 커피 한 잔을 타서 향을 들이키면서 다음 환자의 차트를 살펴 보기로 한다.

○

탄생의 시공간

○

2008년 충무로에 있는 L병원 조교수로 부임했다. 그곳은 내가 처음부터 일을 배운 곳이 아닌, 당시 원장님의 지시로 가게 된 곳이었다. 그 원장님은 내가 산부인과 수련의를 했던 K병원의 초대 과장님이었고, 나를 전공의로 발탁해 주신 분이기도 했다.

오랜 역사를 자랑하는 L병원은 산부인과의 메카로 꽤 알아주는 병원이었다. 조교수로 임명받아 일을 시작하려는 나에게는 두 가지 시련이 있었다. 하나는 익숙하지 않은 병원 시스템이었고, 다른 하나는 낙하산 인사에 대한 단체 따돌림이었다. 그 당시 암센터를 개관한 L병원은 전공의와 교수가 50명이 넘는 수준의 대규모 진료 분과를 가진 산부인과 전문

대학 협력병원이었다. 부인종양학과에서 암 전문의를 초빙했고 나는 그 추천 대상이었다.

그곳의 독특한 문화와 의료 기술을 습득하는 것은 내게 즐거움이자 장점이었다. 내가 일을 시작했던 K병원 의료기술과 지식을 접목할 수 있었고, 그 두 가지를 승화해 나만의 의료기술을 만들어 가는 것이 너무 즐겁고 재미있었다. 집단 따돌림이 그리 신경 쓰이지는 않았지만 그들은 매일매일 유치하게 나를 괴롭혔다.

그렇게 한 해 두 해 지날 무렵, 나는 선근종 환자의 자궁보존술을 생각하면서 수술 기법을 연구해 환자들에게 적용하기로 마음먹었다. 첫 수술은 생각대로 잘 진행되었다. 처음 진행한 수술은 모두 복강경을 이용해 국소에 위치한 선근종 환자들만을 대상으로 했고, 한 해를 넘기면서 20개의 사례를 진행할 수 있었다. 그해 가을 부산 해운대에서 열린 '2010 대한산부인과 내시경학회'에서 나는 이 20개 사례를 분석한 깜짝 놀랄 데이터를 들고 발표를 진행했다. 다들 처음 보는 데이터에 어리둥절한 표정을 지었다. 이 발표로 나는 국내에서 처음으로 자궁선근종 수술에서 자궁을 보존하는 복강내시경 수술 결과를 연구 분석한 최초의 교수로 자리 매김하게 되었다.

새로운 미지의 세계를 개척한 결과를 발표하고, 임상 강사인 송 선생과 함께 기차를 타고 서울로 올라와 그다음 주에는 L병원 전체 진료회의에서 학회에서 발표했던 내용을 다시 한 번 발표했다. 우리 연구에 대한 이해는 부족하더라도 젊은 교수의 도전 정신만큼은 다들 높이 사고도 남을 일이라고 생각했던 나는 자랑스러운 마음으로 발표를 마쳤다. 그러나 발표 후 갑자기 병원이 시끌시끌해졌다. 그 당시 내시경 분과장이던 Y교수가 난리법석을 피웠기 때문이다.

"왜 그런 발표를 우리 분과의 허락도 없이, 그것도 부인종양학 조교수가 발표를 해?"

진료부장인 M교수에게서도 호출이 왔다. M교수는 전체 산부인과의 진료 수장이었다. 다시 말해 그는 4개 분과장이 분포된 조직도의 맨 꼭대기에 있는 교수라는 말이다.

"똑똑! 권용순 교수입니다."

"들어오세요."

수술 중간에 받은 호출이어서 나는 수술복 위에 가운만 걸친 채로 진료실 안으로 들어가자 M교수가 빙그레 사무적인 웃음을 보이며 입을 열었다.

"지난번 회의 때 발표한 연구 결과로 병원이 좀 시끌시끌하다는 것은 알고 있지요?"

"네. 하지만 왜 그러는 건지는 잘 모르겠습니다."

"음… 내시경 분과장이 자기 영역의 일을 부인종양학 교수가 발표한 게 몹시 불쾌하다고 주장해서 시끄러워졌어요. 산부인과 진료부장으로서 내 생각은, 두 분의 협력 관계가 깨지는 것을 원하지 않아요. 그래서 거두절미하고, 권 교수가 그 연구를 중단해 주길 바랍니다. 그럴 수 있겠지요?"

난 몹시 당황스러웠고 화가 났다. M교수의 처지를 이해해 보려고 노력도 해 봤다. 하지만 무슨 권리로 내가 노력해서 거둔 진료 실적을 지우려는지, 그리고 무슨 권한으로 나에게 연구를 하지 말라는지 도무지 이해되지 않았다.

"부장님! 그럼 누가 이 연구를 한답니까?"

"제가 알기로는 아무도 하지 않아요. 단지 권 교수가 하지는 말기를 바랄 뿐입니다. 지금 이 문제를 해결할 방법은 이게 최선인 것 같아요. 권 교수는 K병원에서 의국 생활을 오래 해서 여기 실정을 잘 모를 수도 있어요. 여기서는 이런 상황을 타과의 영역을 침범한 것으로 생각합니다. 모두가 암묵적으로 그것에 동의하고 지내지요."

"부장님께서는 좀 더 좋은 결과를 위한 제시도 아니고, 이 연구가 윤리적으로나 환자에게나 실질적인 도움을 주는 부분에 어떤 문제가 있다는 지적도 아닌, 단지 어느 한 분의 기득권을 지켜 주시기 위해 젊은 교수가 이제껏 몰두해 온 연구를 중단하라고 말씀하시는 건가요? 저에겐 그렇게 들리는데 맞습니까?"

M교수의 얼굴이 새빨개져서 화가 치밀어올랐다는 것을 누가 봐도 알 수 있었다.

"권 교수는 부장 말이 우스워요? 병원 생활 잘하고 싶지 않은가 봐요? 난 지금 협조해 달라고 부탁하는 게 아니라 명령하는 겁니다. 마지막 경고이니 주의하세요."

그 짧은 시간 동안 머릿속에 가족들의 모습이 떠올랐다 사라졌다. 집 주변을 뛰어놀고 있을 아직 어린 두 아이의 얼굴이 스쳐 갔다. 난 두 아이의 아빠다. 바로 그때 내가 생계를 책임지는 아빠라기보다는 떳떳한 아빠여야 한다는 생각이 들었다.

"M교수님! 어떤 근거로 저에게 이렇게 함부로 하시는지 모르겠습니다. 제 연구나 진료에 관여할 근거는 법과 제 양심 말고는 없는 것으로 압니다. 그리고 M교수님은 지금 학계에 미칠 업적의 중요성보다 동료 교수의 불만에 더 많은 신경을 쓰시면서 제게 월권으로 보이는 겁박을 하고 계십니다. 저는 받아들이지 못하겠습니다. 이만 가 보겠습니다."

M교수는 자리를 박차고 나가는 내 등 뒤에다 고래고래 고함을 질러 댔다. 그 소리가 어찌나 큰지 외래 환자들의 귀에도 들릴 정도였다.

"오냐오냐했더니 기어올라? 어디 두고보자, 권 교수."

나는 스스로 마음을 다독이며 외래 환자들과 병원 직원들의 따가운 시선을 뒤로하고 다음 수술을 위해 수술방으로 돌아갔다.

그날 밤에는 아무리 잠을 청해도 쉬이 잠이 오지 않았다. 다행히 아내는 잠이 많은 사람이라 아이들과 함께 먼저 잠이 들었다. 결국 커피 한 잔과 담배를 들고 집 앞 공터로 나갔다. 밤하늘에 가득한 별을 보며 깊은 생각에 잠겼다.

다음 날 아침 출근길에도 마음은 무거웠지만 아무 일 없다는 듯 연구실로 가서 컴퓨터를 켰다. 어제 쓰다가 멈췄던 논문 데이터를 살펴볼 생각이었다. 그때 전화가 울렸다. 부인 종양 분과장인 J교수님이었다. J교수와 M교수는 대학 동기 동창이라고 했다. 잠시 연구실로 오라고 해서 어제 일로 무슨 말을 하려나 보다 싶었다.

"권 교수입니다. 과장님! 무슨 일로 부르셨나요?"

"권 교수, 어제 M교수에게 전화로 얘기 들었어. 자네 마음은 이해가 되네만, 조직이 민주적이지 못하다고 생각하겠지만 그래도 당신이 몸담고 있는 조직 아닌가. 조직 수장의 말을 무시해선 안 되네. 자네가 한발 물러서면 안 되겠나?"

나는 과장님이 어떤 의도로 하는 말인지 모르지 않았다. 그렇다고 어제처럼 또 젊은 혈기로 무례하게 답을 할 수는 없었다.

"알겠습니다. 생각해 보겠습니다."

과장님은 거기서 뒷말을 덧붙이지 말았어야 했다.

"한 가지 더! M부장 방에 가서 사과하게나."

그 순간 어제의 분노가 다시 솟구쳤다. 내가 무슨 잘못을 했다고 이런 대접을 받아야 하는가 말이다.

"과장님께선 정말로 제가 사과해야 한다고 생각하시는 겁니까?"

"하기 싫은가?"

"무슨 사과를 합니까? 전 2년간 최초의 연구를 위해 많은 노력을 쏟아부었고, 학회에서 정당하게 발표했고, 곧 논문으로도 발간될 일을 했습니다. 그것도 국내 최초이고, 국제적으로도 전혀 관련 자료가 없는 연구입니다. 그런 일을 한 제가 칭찬받아도 모자랄 텐데 사과를 하라니요. 그게 말이 됩니까?"

"그런 건가? 그렇게 중요한 연구였나? 몰랐네. 하지만 M부장이 너무 화가 나서 가만히 있을 것 같지 않아서 말이야."

"알겠습니다. 제가 알아서 대처하겠습니다."

2010년 12월 초에 벌어진 누구도 예상치 못한 황당한 전개였다.

○

# 홀로서기

○

 2008년 3월 충무로 L병원 조교수로 부임하고 3년쯤 지났을 때였다. 2007년 이 병원 원장으로 부임한 B원장님은 1년 후에 나를 영입해 당신의 진료와 병원 경영의 기반을 다지고 있었다. 그런데 2010년 12월 기득권을 누리던 교수들이 원장의 경영권에 반란을 일으켰다. 원장님이 영입한 교수는 내가 유일했다. 이 병원에서 오래 근무한 텃새 교수들은 내 앞에서는 B원장의 뒷담화를 꺼렸지만 회식 자리에서는 달랐다. 술이 얼큰해진 교수들은 원장님의 병원 경영과 교수들을 대하는 문제에 대해 비난하다가 내가 그 자리에 있다는 것을 깨닫고 조용해지는 일이 종종 있었다.

 내가 보기에 원장님의 병원 운영은 이사장의 많은 제한

과 지시를 전달하고 지시하는 정도였기 때문에 독단적 행보를 하기 어려운 시스템이었다. 그런데도 이사장에 대한 불만을 드러내는 대신 원장님을 비난의 목표로 설정한 것이었다. 사건이 터진 건 50명이 넘는 의료진이 전체 회의를 마치고 지하 강당 엘리베이터 앞에 모여 있을 때였다.

"내가 부장인데 말이야. 어린 놈의 조교수가 부장 무서운 줄 모르고 까불고 다니네!"

갑작스러운 큰소리에 사람들이 웅성거렸다.

"권용순! 내 말 안 들려? 너 말이야, 어린 놈!"

그 소리는 엘리베이터를 타려는 나만이 아니라 원장님의 귀에도 또렷이 들렸다. 부장은 아마도 그때 이미 원장의 운명을 알고 있었던 게 틀림없다. 그 일이 일어난 지 일주일 만에 원장님은 후임자도 없는 상태에서 너무나 빨리, 진료의로도 남아 있지 못하고 병원에서 쫓겨나듯 퇴임해 버렸다. 이·취임식도 없었다. 1989년 K병원이 개원했을 때 초대 과장님이었고, 날 전공으로 발탁해 주시고 반강제로 이 병원으로 불러주셨던 분이었다. 난 혼자가 되었다.

그 당시 나는 그 많은 L병원 교수 중 수술 건수와 진료 실적에서 전체 3위 안에 들어 있었다. 이사장 측근은 물론이고 나의 재능을 높이 평가하는 원로 교수들은 원장님의 퇴임으로 나도 따라 그만둘까 싶어 내심 염려했는지 나를 불러 병원에 남아 주길 바랐다.

나는 솔직히 후련했다. 그동안 원장님의 후원이 너무나 감사했지만 어른을 모시는 부담에서 벗어난 것 같아서 군 복무를 마치고 전역하는 군인의 마음처럼 홀가분하기도 했다. 하지만 M부장의 괴롭힘이 더욱 심해지고 빈번해졌지만, 그때까지만 해도 별로 신경 쓰지 않았다. 그러나 5년 뒤의 내 모습을 그려 봤다. 시대를 앞서가지는 못할망정 연구와 진료를 제한받는 상태가 계속된다면 나는 과연 어떤 모습이 되어 있을까? 답이 없었다.

지난 3년간 나는 쉼 없이 숨가쁘게 달려왔다. 연구 업적은 진료 교수 중 1등이었고, 진료 실적도 어린 교수로서는 상당히 좋은 편이었다. 이 병원에서 정년을 맞이하기를 바라지만 미래가 보이질 않았다. 게다가 그동안은 원장님이라는 뒷배 덕분에 건드리지 않았겠지만 이제부터는 누구라도 맘만 먹으면 나를 괴롭힐 수 있을 것이다. 원장님도 내보낸 그들이 나 같은 조교수쯤은 아무런 명분 없이도 충분히 내쫓을 수 있을 테니까.

2011년 1월이 그렇게 지나가고 있었는데 중순쯤 S시에 있는 후배 교수에게서 연락이 왔다. A대학교 병원 부인종양학 교수 두 사람이 모두 개인 사정으로 병원을 그만두는데, 그 자리에 내가 와 주시면 안 되겠냐는 용건이었다. 나는 지방으로, 그것도 S시라는 먼 곳까지 내려가는 것은 생각도 해 보지 않은 일이어서 거절했다. 그런데 후배 교수는 계속 전화해서 한 번만 다시 생각해 보라고 성화했다. 내가 고민해 보겠다고 대답하자 후배는 밝은 목소리로 감사하다고 말하고 전화를 끊었다. 나는 1월 내내 고민했다. S시라는 지방까지 가족을 데리고 가고 싶지는 않았다. 그래도 아내에게 이야기했고 당시 초등학교 6학년이던 큰아들과도 의논했다. 그때 아들이 이렇게 말했다.

"아빠. 아빠는 이미 마음을 정해 놓았으면서 왜 저한테 허락을 받으려고 하세요. 그냥 가세요."

아들의 말을 듣는 순간 머리가 멍했다.

2011년 2월 말, A대학교 병원의 산부인과 교수로 자리를 옮겼다. 열악한 인력이었지만 시설 인프라는 좋은 병원이었다. 재단도 탄탄해서 교수들이 진료와 연구에 충분히 매진할 수 있는 곳이었다. 다만 S시라는 지방의 특성을 잘 받아들여야 했다. 나는 그곳에서 가장 경험이 많았고 나이도 많아서 진료과장을 맡게 되었다. 다시 말해 리더가 되었고, 이제 내 연구를 방해할 사람은 아무도 없다는 뜻이기도 했다. 나는 곧바로 선근종 치료를 재개했다.

한참 뒤에 L병원 소식을 들어 보니 M교수는 개인병원으로 자리를 옮겼고, 많은 중진이 병원을 그만두면서 병원이 재정난을 겪게 되어 교수들이 월급도 제대로 못 받는 상황까지 갔다고 했다. 그러다가 거의 회생 불가능한 상태에 빠졌다가 그 병원은 결국 문을 닫았다.

○

뜨거운 눈물

 어제 수술한 선근종 환자의 오늘 아침 혈색소 수치는 9.8mg/dL로 수술 전 10.5mg/dl에 비해 약간 떨어졌고, 수혈도 할 필요가 없었다. 아침에는 소변줄을 빼고 자가 소변을 봤고, 병동을 걸어 다니며 시간을 보내다가 오후 회진 시간에는 침대에서 나를 기다렸다.

 나는 일정을 마치고 병동에 올라와 담당 전공의 선생에게 입원 환자들의 상태를 보고받았다. 중요한 부분에 대해 별도의 지침을 내린 뒤 직접 환자들을 보기 위해 회진을 시작했다. 회진에는 보통 전공의 선생과 임상 전문 간호사 2명이 동행한다. 병동에 입원 중인 환자들은 대개 암 수술 후 회복기에 있거나, 양성 질환 수술을 했거나, 항암 치료 중이다. 그들 중에 산모는 없다. 전공의 수련을 마치고 부인종양학을 선택한 뒤로 산모는 진료하지 않았다. 이후 20년 넘게 회진을 돌며 환자들과 대화를 나누다 보니 내 입담도 제법 노련해졌다.

"환자분, 권용순 교수님 회진입니다."

전공의 선생이 방문을 열고 미리 안내한다.

"김○○ 환자입니다. 어제 선근종 수술을 하신 분입니다. 수술 후 1일째 혈색소 수치는 9.7이며 CRP는 3.5입니다. 밤새 I/O는 2,500에 1,300이어서 폴리 빼고 앰뷸레이션 진행했습니다. 현재 통증은 무통주사로 잘 조절되고 있습니다. 가스 아웃은 아직 이뤄지지 않았습니다. NPO상태 유지하겠습니다."

이제 내 차례다. 전공의 선생이 간단한 환자 정보를 얘기하는 동안 전공의 선생을 쳐다보던 환자가 내가 말할 차례가 되자 침을 꼴깍 삼키며 나를 쳐다본다.

"김○○ 님. 오늘 하루 어땠어요? 재미있는 일은 있었나요?"

"재미요?"

환자는 약간 당황한 기색을 보인다.

"열심히 병동을 돌아다녔고 소변도 잘 봤어요. 헤헤."

"배고프시죠? 아직 안 고파요?"

"네. 배는 안 고픈데 갈증이 나요. 물 좀 먹게 해 주세요."

그때 전공의 선생이 끼어든다.

"환자분, 유착이 심하셔서 박리했고 장음이 아직 원활하지 않아서 금식을 유지하셔야 합니다. 제가 아까도 말씀드렸는데요."

전공의가 놀란 토끼처럼 단호하게 얘기한다.

"드세요, 물. 그리고 커피도 좀 사서 드세요."

환자는 그냥 해 본 말이었는데 담당 교수가 금식이 아니라 커피까지 마셔도 된다니까 놀란 얼굴로 다시 묻는다.

"정말요?"

"네. 뭐 좋아하세요? 아이스 아메리카노?"

"네. 저 커피 마니아에요."

"남편 되시는 분이 사다 주실 거죠? 내일은 좀 더 활기차게 돌아다니시고 더 많이 움직여 봅시다. 수술은 잘됐어요."

환자는 그제야 방긋 웃으며, 남편에게 눈짓을 한다. 나는 다음 환자 회진을 위해 몸을 돌린다. 옆 침대에서 우리가 하는 얘기를 다 듣고 있던 환자가 급히 요청한다. 아까 만난 환자 바로 뒤에 수술받았던 환자다.

"저도 커피 먹고 싶어요."

"네, 그러세요."

보호자들이 커피를 사러 나가는 모습을 보며 다음 병실로 이동한다. 마지막 환자의 회진을 마치고 연구실로 돌아오려다 오늘 수술 결과를 설명해 주기로 약속했던 환자와 보호자가 생각났다. 그들을 병동 스테이션으로 오시게 해서 수술 전

진단에서 나타났던 환자의 상태와 수술 계획을 설명하고 실제 수술 장면을 데스크 탑 화면에 띄워 설명을 이어간다. 화면을 통해 제거된 병변 사진을 본 환자들은 대부분 크게 놀란다.

"제 몸에 저렇게 많은 병변이 있었어요?"

"네."

"저렇게 많이 제거했는데도 자궁이 제대로 남아 있나요?"

"그럼요. 최대한 정상적인 자궁 모양으로 재성형을 해 놨거든요."

"임신은 가능한가요?"

"네. 가능합니다. 그리고 이제부터는 생리가 고통이 아니라 아름다운 것이라는 걸 알게 되실 거예요."

나는 확신에 찬 말투로 부드럽게 말해 준다.

"전 이 병원에 오기 전까지 7년 동안이나 고통과 싸워 왔어요. 어쩔 땐 너무 아파서 아파트에서 뛰어내리고 싶을 정도였어요. 왜 그랬는지 아세요? 아기가 안 생겨서 난임병원에서 시험관 시술을 할 때마다 간절한 마음으로 고통을 견뎌내곤 했는데도 결국 실패나 유산으로 끝났거든요. 그때마다 씻기지 않는 상처만 깊어졌어요. 그러는 동안에도 생리는 꼬박꼬박 찾아오니까 사는 게 악마들로 드글드글한 지옥 같았어요. 유명하다는 교수나 의사들을 다 찾아가 봐도 한결같이 한 번만 더 임신을 시도해 보고, 안 되면 남은 삶을 위해 아예 자궁을 적출하는 게 낫다면서 아기는 그만 포기하라는 말뿐이었어요."

환자는 감정이 북받친 듯 눈을 치켜 뜨면서도 눈물을 보이지 않으려고 애를 썼다.

"몇 년 전 S시에 계신 선생님 얘기를 들었어요. 그 당시엔 서울에 있는 유명한 의사들을 다 만나고 난 뒤여서 의사들이 다 원망스럽고 미웠어요. 그래서 권 교수님에 대해서도 편견을 가졌어요. S시에 계시는 분이 별다를 게 있을까 싶었거든요. 그리고 너무 멀기도 하고요. 정말 실력이 있다면 서울에 있는 큰 병원에 있어야 하는 거 아닐까 생각했어요."

"그랬군요. 저는 2008년부터 이 수술을 시작했고, S시로 내려갔던 2011년부터 더욱 본격적으로 치료해 왔어요. 국내에서는 기존에 없었던 치료라서 많은 어려움이 있었지만 그때마다 국제학회에 참석해 발표와 논의를 해 왔고, 결과물을 하나둘 국제학술지에 출판했죠. 물론 국내 학술지에도 발표했지만, 이런 전문 의료지식에 관심이 없으면 산부인과 의사라도 이런 치료가 있다는 것조차 몰라요. 그래서 자궁을 적출하라는 말만 했을지도 모르겠어요. 만약 알면서도 그렇게 말했다면, 그런 의사는 조금이라도 환자분의 처지에서 고민해 본 좋은 의사라고 하기는 어렵겠네요."

그렇게 말하면서도 환자에게 너무 무거운 설명이 아닐까 염려스러웠다.

"교수님이 지금이라도 서울에 올라와 주셔서 정말 감사해요. 그렇지 않았다면 저는 지금 자궁을 적출해 버리고 영영 아기를 낳지 못하는 사람이 되어 매일 슬퍼하면서 살았을지도 모르겠습니다."

"이제 그런 생각은 하지 마세요. 잘될 거예요. 제가 주치의로서 힘이 되어 드리겠습니다."

"선생님, 전 하혈이 너무 심해서 항상 빈혈을 달고 살았어요. 출혈이 너무 심해서 응급실에 가서 수혈을 한 적도 있어요. 다른 병원에서는 자궁을 적출하더라도 수혈을 해야 할 수 있다고 했어요. 자궁보존 수술이 더 까다롭다던데, 수혈을 했나요?"

"아니요. 하지 않았습니다. 수술 중에 출혈도 많지 않았습니다. 저희가 개발해서 적용하는 수술 기법이 출혈이 적고 안전한 방법이거든요. 그 기법을 제가 TOUA(Transient Occlusion of Uterine arteries, 일시적 자궁동맥차단술)라고 이름지었어요. 이 기술에 대한 연구 논문은 국제 학술지에 자세히 나와 있답니다."

"그런 수술 기법을 어떻게 생각하게 되셨어요?"
난 잠시 처음 S시로 내려갔던 2011년 겨울을 떠올렸다.

고마운 사람

o

그때, 내 나이는 서른아홉 살이었다.

병원에서 마련해 준 30평 아파트에 물건이라곤 시내 중고 가게에서 산 브라운관 텔레비전과 중고 침대, 작은 냉장고뿐이었다. 어차피 잠자는 곳으로만 사용했기 때문에 많은 가재도구가 필요하지 않았다.

오래된 병원의 낙후된 건물에 환자들이 찾아오는 것이 나에겐 너무 어색했다. 물론 2013년 암센터 개관을 앞두고 공사가 한창 진행 중이었고 산부인과는 새로 개관하는 건물에 배치되기로 예정되어 있었지만, 구체적 내용은 아직 정해지지 않았을 때였다.

그 병원 산부인과에는 원래 전문의가 4명이었다. 산과전문의 한 명은 나보다 3기수 후배인 이 교수였고, 부인 종양학 교수로는 1기수 선배인 H교수와 1기수 후배인 N교수가 있었다. 그런데 이 두 사람이 동시에 그만두었다. 나머지 한 사람은 2기수 후배로 부인 종양학 조교수인 O교수였다. 교수 두 사람이 병원을 그만두었는데, 한 사람은 원래 서울 사람이어서 가족과 함께 내려왔다가 아이들이 커서 취학 연령이 되자 다시 서울로 올라간 것이고, 다른 한 사람은 S시에서 가장 큰 2차 병원이자 영리병원인 종합병원으로 높은 연봉을 보장받아 자리를 옮겼다고 한다.

대학병원의 메이저 진료 과목인 산부인과에서 동시에 두 사람이 그만두면서 생긴 공백이 병원 전체의 문제로 대두되어 급하게 사람을 구했던 것이다. 그렇다. 원장님은 나에 대한 평판 때문이 아니라 빈 자리를 채웠다는 것만으로 안도하는 듯했다. 다행히 당시 서울D병원에서 난임을 공부하던 임상 강사 안 선생까지 나를 따라 내려와 A대학교 병원 산부인과는 다시 4명의 전문의 체제를 갖추게 되었다.

이전에 근무하던 부인과 교수들이 많은 활약을 해 와서 평판이 좋았던 터라 갑작스러운 나의 등장은 많은 이의 이목을 끌었다. 새로 서울에서 내려왔다는 교수가 과연 이전 교수들의 역량을 따라잡을 수 있을까 하는 관심이었을 것이다. 설

상가상으로 S시에서 가장 큰 종합병원 부원장으로 스카우트되어 고액의 연봉을 받게 된 H선배가 이곳에 재직할 때 담당했던 자기 환자들을 다 데려가 버렸고, 그 병원에서는 그 부분을 대대적으로 홍보했다. A대학교 진료과장을 역임해 온 H교수가 OO병원 부원장으로 취임해서 A대학교 병원은 이제 교수 역량이 많이 부족해졌다는 식의 홍보였다. 유치했다.

처음 6개월간은 후배인 O교수가 진료과장을 맡았고, 2011년 9월부터는 내가 진료과장을 맡았다. 나는 우선 조직을 정비하기로 했다. 먼저 각 병동 수간호사와 임상 전문 간호사, 외래, 그리고 수술실 전담 수간호사들과 회식 자리를 마련했다. 나는 그 자리에서 분명하게 말했다.

"제가 여기 온 지는 6개월밖에 되지 않았지만 이제까지 산부인과 교수로서 나름 성공적으로 생활해 온 사람입니다. 이번에 제가 진료과장을 맡게 되었습니다. 이 시간 이후로 전임 과장의 흔적이 보이거나 진료과장에게 보고하지 않고 일을 진행하는 상황은 없어야 합니다. 만약 그런 유감스러운 일이 생긴다면 저는 분명히 피드백을 할 겁니다. 그리고 직위에 상관없이 재능을 발휘하고 맡은 일을 열심히 해나가시는 동료분들께는 제가 그 잠재력을 높이 살 것을 약속드립니다."

분위기는 싸했다. 나는 오랜 A대병원에서 오래 근무한

후배 O교수와 이 교수에게 회식 자리를 잘 마무리해 달라고 부탁하고 그 자리를 빠져나왔다. 그날 밤, 관사 아파트에 돌아온 나는 쉽게 잠들지 못하고 몸만 뒤척이다가 아침을 맞이했다. 아무도 날 인정하려고 하지 않았다. 게다가 이 병원에서 오래 근무해 온 이 교수나 O교수를 다들 진심으로 따르는 느낌이 아니었다. 피해 의식에서 우러나온 감정이었을지도 모르지만 그런 느낌을 떨칠 수가 없었다.

며칠 후 수술실 산부인과 담당 박 수간호사가 면담을 요청했다. 우리는 면담할 장소도 여의치 않아 커피를 사 들고 병원 건물 밖 벤치에 가서 앉았다. 어느새 가을 날씨가 완연한 10월이었다. 주변 풍경마저 다 쓸쓸해 보였다. 이곳으로 내려오자마자 외래 진료와 수술에 모든 에너지를 쏟아부었는데, 나는 L병원에서도 인정받는 칼잡이였는데… 지금 이 착잡한 기분은 뭘까. 허탈했다.

"교수님, 적응하시느라 많이 힘드시죠? 경상도에서 살아보신 적 없죠?"

"네. 적응하기가 여러모로 어렵네요. 경상도의 특성을 잘 모르겠어요. 티가 많이 나나요?"

"하하. 네, 교수님. 티가 많이 납니다."

박 간호사는 나와 동갑내기로, 간호대학을 졸업하고 A대학교에서 잔뼈가 굵은 베테랑 간호사였다. 내가 같이 일해 본 수많은 수술실 간호사 중에서도 실력이 으뜸인, 내가 인정하는 우수 간호사였다.

"제가 많은 산부인과 교수님들과 수술을 해 왔는데, 교수님은 진심으로 다른 것 같아요. 실력도 좋으시고, 종종 저에게 감동의 순간을 선물해 주고 계세요."

"좋게 평가해 주셔서 고맙습니다. 저도 선생님을 높이 평가하고 있답니다. 진심으로."

"다름이 아니라, 저는 성격이 직설적이고 아부도 잘 못합니다. 그래서 보직 행열에서 이탈해 마흔이 다 되어 가는 지금도 수술실 현장에서 고되게 일하고 있죠. 하지만 저는 이 일을 사랑합니다. 감히 드리고 싶은 말씀은, 오랫동안 함께 일하고 싶은 분이라고 느껴져서 이 병원에 오래오래 남아 주셨으면 좋겠다는 겁니다. 환자들을 위해서도, 저희 과원들을 위해서도요."

순간 머리가 멍해졌다.

"제가 본 교수님의 수술은 이제껏 경험해 보지 못한 멋진 수술이었어요. 힘내시길 응원합니다."

우리는 별말 없이 커피를 마시고 각자 자기 위치로 돌아갔다.

난 쉽게 간호사 선생님의 진심 어린 요청에 대답하지 못했다. L병원에서 있었던 일과 S시에 내려온 지 얼마 되지 않아 아내가 겪었던 우울증세가 생각났기 때문이다. 주말마다 아이들을 보러 먼 길을 오가야 하는 어려움, 그리고 내가 이곳에 와 있는 이유 같은 것을 생각하면 너무 괴로워서 이곳에서 오래 일을 계속할 자신이 없었다. 그날 사택에 돌아와서도 수간호사와 나눈 말들을 곰곰이 되새기다가 잠이 들었다.

다음 날은 수술이 다섯 개나 잡혀 있었다. 그중 하나가 자궁선근종 수술로, 복강경을 이용하여 자궁을 보존하면서 자궁선근증을 절제하는 수술이었다. 처음 시작했을 때부터 지금까지도 이 수술의 딜레마는 출혈과 자궁 성형의 완성도라는 두 마리 토끼를 잡아야 한다는 점이었다. 나는 수간호사에게 이 딜레마에 대해 이야기했다.

"박 수간호사님, 오늘 수술은 출혈을 최소화하면서 자궁 성형도 잘해야 합니다. 그래서 이 수술은 항상 긴장됩니다. 수술 시간이 길어지면 출혈량이 많아 수혈을 피할 수 없고, 병실에서 회복하는 동안 늦은 출혈이 나타나기도 해서 긴장을 늦추기가 어렵습니다."

수간호사는 내 말을 듣고 뭔가 생각하는 듯했지만 별다른 말은 하지 않았다.

지금까지 선근종절제술은 모두 복강경으로 시행했고, 병변이 국소적으로 존재하는 작은 선근종 환자들만을 대상으로 시행했었다. 병변이 자궁 전체에 퍼져 있거나 너무 큰 선근종은 개복으로 전환해야겠지만 출혈 문제 때문에 아예 시도하지 않았었다. 오늘 수술도 빠른 손놀림으로 수술 시간을 최소로 줄여 출혈량을 줄이는 방법이 최선이었다. 다행히 박 간호사의 베테랑급 조력으로 수술은 예정대로 무사히 마무리되었다. 그런데도 뭔가 부족한 수술이었다는 느낌을 지울 수가 없었다.

그날 저녁 박 수간호사로부터 전화가 왔다. 내 고민을 듣고 나서 여러모로 해결 방안을 찾아본 모양이었다. 박 수간호사는 산부인과 말고도 여러 진료과의 수술을 경험했던 터라, 내게 도움이 될 만한 아이디어가 있다면서 말을 꺼냈다.

"교수님, 자궁동맥혈관을 차단하고 수술하시는 건 어떨까요? 쉽지는 않겠지만, 잠시 멈춰 놓고 수술을 진행한 뒤 다시 원상 복구해 놓는다면 괜찮을 것 같은데요."

"어떤 방법으로…?"

"혈관을 일시적으로 막는 내시경 클립이 있어요. 그걸 활용해 보시는 건 어떨까 해서요."

내 머릿속에서는 곧바로 수술 시뮬레이션이 돌아가기 시

작했다.

"고마워요. 그게 실제로 가능할까요? 그 기구들을 내일 좀 보여 주시죠. 감사해요. 내일 봅시다."

난 흥분된 마음으로 침대에 누워 어서 내일이 오기만을 기다렸다.

출근하자마자 수술실을 찾아 기구들을 살펴보았다.

"그래! 이거 아주 쓸 만하네요. 자궁은 크게 두 개의 동맥에서 혈액을 공급받는데 95퍼센트의 혈류를 담당하는 자궁동맥에 적용한다면 가능할 것 같기도 해요. 자궁경부암 수술인 근치적 자궁 적출을 시행할 때 자궁동맥을 찾아 박리하고 묶는 기법을 이용한다면 가능하겠어요."

박 수간호사는 흐뭇한 웃음을 지으며 말했다.

"이 기구를 산부인과 수술에 항상 사용할 수 있게 준비해 놓겠습니다."

너무 고맙고 든든했다.

열정을 갖고 일하다 보니 나를 도와주는 사람이 생겼다는 현실에 감동했다.

복강경을 이용한 자궁근종 절제 및 자궁보존술을 누구보다 많이 시행해 나로서는 이 기구를 이용해 근종 수술에서 출혈량을 줄이는 연구를 진행해 보고, 그 결과를 얻어 내야겠다는 생각이 들었다. 몇 번이고 머릿속 시뮬레이션을 돌려 보고 드디어 복강경 근종 절제술 환자에게 적용해 봤다. 그날 나는 수술방 식구들과 회식을 했다. 성공적인 수술을 축하하기 위해. 아니, 어쩌면 나 자신에게 축하의 축배를 들고 싶었던 것 같기도 하다.

그렇게 해서 TOUA라는 수술이 탄생했고, 나는 그 결과를 분석해서 그다음 해 미국 보스톤에서 열리는 내시경학회에서 구연 발표로 채택되어 발표를 진행했다. 이어서 태국 파타야 학회에서도 TOUA를 이용한 수술법의 연구 결과를 발표했고, 성공적으로 논문을 출판할 수 있었다. 그렇게 해서 얻은 노하우를 복강경 자궁선근종 수술에 도입했고, 결과는 매우 고무적이었다. 수술 건수도 폭발적으로 늘어났다. 2012년과 2013년에는 그 결과물을 국제학회에 발표해 우수 연구상까지 거머쥐었다.

o

환상의 콤비

 금요일 회진을 마치고 가족의 품으로 돌아가는 길에는 줄곧 막내아들과 어떻게 즐거운 주말을 보낼까를 생각한다. 아들과 함께하는 시간은 내게 축복과도 같은 행복한 시간이다. 조금은 늦은 나이에 막내가 태어나서 나는 늙은 아빠 티를 내지 않으려고 열심히 노력하고 있다.

 우선, 아침 수영은 벌써 7년째다. 아들과 건강하게 함께하고 싶다는 이유가 51퍼센트이고, 나머지 49퍼센트는 무리한 수술 스케줄을 소화해 낼 수 있는 체력을 기르기 위해서다. 친목으로 해 오던 주말 골프를 끊은 것은 S시로 내려간 지 1년 만이었다. 당분간 골프는 내게 존재하지 않는 운동으로 생각하기로 했다. 아들과 보내는 시간을 조금이라도 빼앗기지 않으려고 학회 활동도 거의 줄였다. 그 결과, 내 활동 범위는 오로지 진료와 연구, 가족으로 한정되었다.

주말에 아들과 자전거를 타고 근처 공원에서 신나게 놀다 보면 평범하지만 포근하고 따사로운 감정으로 가슴이 벅차오른다. 호기심 많은 어린이와 보내는 하루는 여러 가지로 참신한 영감을 느끼게 하고, 순진하고 순수한 아이와의 대화는 현실의 고민을 말끔히 해소해 준다. 때로는 그 시간이 나의 어리석음을 깨닫는 성찰의 시간이 되기도 한다.

행복한 주말을 보내고 일요일 저녁이 되면 막내가 이렇게 말한다.

"아빠, 저는 일요일이 싫어요. 금요일이 제일 좋아요."

"왜?"

"일요일은 주말이 끝나는 날이잖아요. 자고 나면 월요일이 와서 유치원에 가야 하고, 아빠도 병원에 가야 하니까요."

"그렇지. 실은 나도 그렇단다. 하지만 월요일은 또 다른 시작이라서 내가 하고 싶은 걸 할 기회를 주기도 해."

너무 어려운 말인 것 같아 걱정스럽게 아들을 쳐다보니 아들은 이미 좋아하는 레고 장난감을 만지작거리며 골똘히 생각에 잠겨 있다.

○

  2018년 가을, 7년 넘게 주말마다 서울과 S시를 오가느라 모든 에너지를 쏟아붓다가 다시 가족이 살고 있는 집에서 엄청 가까운 C병원으로 옮긴 지 5개월쯤 되었을 때다. 당일 접수한 환자가 찡그린 표정으로 진료실로 들어왔다.

"안녕하세요? 어디 아프신가요?"

"제가 지금 두 달째 출혈이 있어요?"

"왜 그럴까요? 출혈량은 많은가요?"

"많지는 않아요. 하지만…."

환자는 잠시 말을 잇지 못하더니 이내 숨을 가다듬었다. 진료가 길어질 것 같다는 직감은 틀리지 않았다.

"사실 저는 선근종 환자랍니다. 그래서 오래 고생했고 애기도 없어서 전국에 유명하다는 선근종 의사들을 다 찾아다니다가 대구에 있는 대학병원에서 나름 명성이 자자한 어느 교수에게 로봇 선근종 수술을 받았어요. 물론, 그 당시 권 교수님이 S시에 계시다는 것도 알고 있었지만, 어느 분이 더 잘하시는지를 전혀 알 수가 없었어요. 그래서 그분이 산부인과 학회에서 중요 보직을 맡은 경력도 있고, 나이도 50대 중반이신 데다 직접 진료를 받아 보니 자상하시고 자신감 넘치는 말씀을 하셔서 수술을 결정했었어요. 하지만 수술 후에도 지속적인 통증이 있고, 생리통과 생리량도 개선되지 않아서 말씀드렸더니 시험관을 통한 임신을 시도해 보라고 하셨어요. 그 뒤로 여러 차례 시험관 시술을 받았고 결과는 상처와 극심한 통증뿐이었어요. 그런 상태로 2년을 더 견디다가 하이푸(Haifu)라는 것을 알게 되었고, 진료 병원에서 증상도 좋아지고 임신도 할 수 있을 거라는 말을 듣고 그 치료까지 받았어요."

나는 출혈의 원인부터 알고 싶었다.

"그런데 왜 지금도 계속 출혈이 있는 거죠?"

내딴엔 점잖게 말을 줄여 달라는 표현이었다.

"그러다, 다시 시험관 시술을 했는데 계속 실패하다가 마지막으로 석 달 전에야 착상이 되었어요. 하지만 임신 8주쯤에 태아의 심장이 뛰지 않는다고 해서 1주일 동안 기다려 봤지만 여전히 뛰지 않아서 결국 소파 시술을 하기로 했어요. 그런데 자궁 입구에서 안으로 들어가는 길이 너무 휘어 있어서 시술에 실패했어요. 그래서 다른 대학병원에 가서 재차 시도해 봤지만 거듭 실패해서 벌써 한 달 넘게 출혈과 다량의 냉으로 고생하고 있습니다."

"먼저 진찰부터 해 보겠습니다."

출혈량이 얼마나 심한지를 먼저 확인해 보고, 초음파를

통해 자궁 상태를 면밀하게 살폈다. 난감한 상황이었다. 진찰을 마치고 환자에게 물었다.

"저를 찾아온 이유가 정확하게 뭐죠?"

"너무 막막해서요. 그냥 선근종 치료로 유명하시다고 들어서 뭔가 해결책을 찾아 주시지 않을까 해서 왔습니다."

그때 솔직한 내 심정은 착잡했다. 이 환자가 과연 지금껏 찾아다니며 치료받았던 의사들보다 내가 우월하다는 믿음이 있을까? 저 환자에게 내가 더 낫다는 믿음이 있었다면 나에게 제일 먼저 찾아와서 진료받지 않았을까? 기분은 좋지 않지만 지금 내가 해야 할 일은 환자에게 가장 적절한 해결책을 찾아 주는 것이었다.

"지금까지 계속되는 출혈은 임신 부산물의 잔재가 자궁 안에 그대로 남아 있기 때문입니다. 그 잔재를 깨끗하게 제거하는 방법을 찾아서 출혈을 멈추는 데 성공한다고 해도 환자분의 선근종 문제는 사라지거나 좋아지는 것이 아닙니다. 게다가 이전에 시도했던 방법들을 반복한다면 저 역시 다시 실패할 확률이 높습니다. 따라서 출혈과 선근종 문제 두 가지를 모두 치료하는 방법을 제시하겠습니다."

"그 방법이 뭐죠?"

환자와 보호자가 다급히 물었다.

"선근종 절제와 자궁 보존을 하면서 임신 잔재를 제거하는 겁니다."

"그게 가능한가요? 전 이미 그 수술을 받았고, 하이푸라는 것도 해 봤는데 둘 다 효과가 없었어요. 다시 하는 게 맞을까요?"

답답했지만 나는 다시 찬찬히 설명했다.

"기존에 받으신 치료나 수술은 제가 인정하기 어려운 치료법입니다. 그리고 저는 제 수술법을 이해하고 그대로 따라 하는 의사를 본 적도 들어본 적도 없습니다!"

환자와 보호자는 믿기 어렵다는 표정을 보였다.

"환자분께서는 마지막이라는 심정으로 저에게 치료받기 위해 오셨어요. 하지만 저는 그 사실에 조금 화가 납니다. 이전의 치료를 받지 않은 상태로 제가 환자분을 치료할 수 있었다면 얼마나 더 좋았을지를 알기 때문입니다. 하지만 지금도 늦지 않았다는 생각으로 제 소신껏 책임감을 가지고 제시하는 치료라는 것을 먼저 말씀드립니다. 몰라서 물어보시는 거라면 알려드리겠지만, 의심스러운 마음 때문에 물어보시는 거라면 저는 이 치료를 하고 싶은 의지가 없습니다."

나는 이렇게 말하고 나서 앞서 그 환자를 치료했던 교수와 의사들에게 욕을 퍼부었다. 물론 속으로만 한 것이었지만.

우리 사회의 의료 학회 중 진정 진실하고 미래를 위하는 학회가 과연 몇이나 될까? 기득권 카르텔들이 누리는 썩어빠진 비양심을 가진 자들이 이 사회의 각계각층에서 리더로 포장되어 살아간다. 의학계도 예외가 아니다. 그래서 때로는 진정으로 양심적인 학자를 만나 보고 싶다는 간절한 바람에 사로잡히곤 한다. 그럴 때마다 나는 그들과 다르게 양심적인 진료를 하겠다고 다시 한번 각오를 다졌다.

환자와 보호자는 모호한 표정으로 진료실을 나갔고, 나는 밀린 환자들을 진료하느라 진을 뺐다. 일과를 마치고 연구실에 돌아와 그날 하루를 정리하면서 그 환자 앞에서 내가 했던 말들을 떠올렸다. 굳이 그런 말까지 할 필요는 없었는데… 의사로서 지나치게 감정을 드러낸 나 자신이 부끄러웠다.

그런데 뜻밖에도 그 환자는 수술을 받기로 했고 그 다음 날 입원했다. 그 환자가 어떤 이유로 나에게 수술을 받기로 마음먹었는지는 알 수 없었다. 치료에 대한 나의 확신에 신뢰가 갔을까, 아니면 더는 갈 곳 없는 낭떠러지 끝에서 손을 잡아주는 의사가 나 말고는 없었기 때문일까. 이유가 무엇이든 간에 철저한 수술 준비가 필요했다. 평범하지 않은 과거 병력이 수술 완성도를 떨어뜨릴 수 있고, 변수가 생겨서 합병증으로 이어질 수도 있기 때문이다.

수술실에 들어가서야 장기 유착과 하이푸 때문에 생긴 자궁 변형, 괴사 병변, 그리고 큼지막한 선근종이 자궁 전체를 차지하고 있는 것을 확인할 수 있었다. 난제일 거라는 예측을 하지 못한 건 아니었다. 최선을 다해 최상의 결과를 만들어야 했다. 다행히 출혈량도 적게 수술이 잘 마무리된 덕분에 수술 중에 수혈해야 하는 이변은 없었다. 회복기가 되어 환자와 보호자에게 수술 소견을 설명하기 위해 병실로 올라갔다. 직접 사진을 보여 주며 병변의 형태와 크기를 설명한 뒤 내 생각을 말해 주었다.

"저는 현직 교수라서 제가 맡은 진료와 연구가 제일이라고 생각하고, 항상 내 진료와 치료에 대한 책임을 생각하면서 소신껏 진료합니다. 환자분의 질병은 환자분의 잘못이 아닙니다. 그러나 그 질병을 치료했던 의료인들은 책임을 다해야 합니다. 신중해야 하고, 자신이 할 수 없는 영역을 잘 파악해야 하며, 환자분에게 자기 영역 밖의 치료가 필요하다면 그 분야의 의사를 추천하고 의뢰해야만 합니다. 그렇지 않으면 자칫 큰 실수를 할 수 있으니까요. 그 피해는 고스란히 환자의 몸에 나타나게 되고요. 이런 상황이 반복되는 것은 큰 불행입니다.

질병 치료에 대한 확신은 개인적 망상이나 사회적 지위에서 비롯되는 것이 아닙니다. 객관적 연구 결과와 오랜 경험에서 비롯되어야 합니다. 하지만 나이가 어리다고, 일하는 병원이 상위 병원이 아니라고 해서 제대로 치료할 수 없다는 편견을 가진다면, 그때부터는 환자분에게도 잘못된 치료 결과에 대한 책임이 있습니다. 이번 치료 후에 생기는 결과들을 소상히 관찰해 보신 뒤에 저를 평가하셔도 좋습니다. 다만, 이전에 잘못된 치료를 받았다고 판단되는 부분에 대해서는 같은 질병을 앓고 계신 분들에게 꼭 알려 주세요. 치료는 신중하게 평가한 후에 받아야 한다는 점을요. 꼭 부탁드립니다."

그 말은 내가 하고 싶었던 말의 천분의 일도 안 되지만, 나는 의사로서 사람의 몸을 치료하는 것이 아니라 오히려 망가뜨리는 결과를 초래한 사례들을 그저 바라만 보면서 나 몰라라 하고 싶지는 않았다. 그 환자는 잘 회복한 뒤 퇴원했다.

○

C병원에는 S시에서 같이 근무하다가 나와 함께 올라온 젊은 전문의 선생이 있다. 곽 교수는 C병원에 근무하면서 조교수로 부임했고, 현재 부인종양학 진료를 맡고 있다. 지금도

배우며 열심히 우직하게 일하는 내 제자이자 동료이다. 곽 교수는 자신의 연구와 진료를 진행하면서 나와는 암 환자의 수술과 치료를 같이하고, 나를 대신해 선근종 수술 후 임신한 산모의 진료를 하고 있기도 하다. A대학교 병원에서는 선근종 수술 후 임신한 산모의 출산과 관리를 이 교수가 전담해 주었는데, 곽 교수는 그 당시 임상 강사로서 이 교수와 함께 일하며 산모 관리를 배운 경험이 있다. 곽 교수는 현재까지, 선근증 수술 후에 임신한 50여 명의 산모를 잘 관리했고, 아기들도 건강하게 자라고 있다. 정말 다행스러운 일이다.

몇 달 후 외래에서 그 환자를 다시 만났다.
"선생님, 저 임신했어요."
환자는 환한 얼굴로 기쁜 소식을 전해 주었다. 당연히 생리로 고통스러웠던 나날은 아름다운 날들로 바뀌었다고 했다. 방긋 웃는 환자를 보며 가슴속에서 솟구치는 벅찬 감동을 느꼈다.
"축하해요."
담담하게 말했지만 정말 기뻤다.
"이제 잘 관리해서 건강한 아이를 만나 봅시다."
환자와 보호자는 기뻐하며 나와 함께 이번 임신만큼은 절대 유산으로 끝나게 하지 않겠다고 굳게 다짐했다. 나는 곽 교수에게 임산부의 산전 관리를 위임했다. 너무나 나쁜 예후들이 있었던 분인데 정말 다행이었다. 한편으론 걱정도 있었다. 환자가 이전에 받았던 치료들이 맘에 걸렸기 때문이다. 그 때문에라도 곽 교수에게 임신 20주 이후에는 더욱 세심하게 관찰하기를 당부했다. 곽 교수는 깊이 공감하며 그렇게 하겠다고 답했다.

그렇게 몇 달이 지난 어느 날, 곽 교수에게서 응급 연락이 왔다. 선근종 수술 후 임신해 관리 중인 산모가 배가 아프다고 와서 진료해 보니 아무래도 응급 제왕절개를 시행해야 할 것 같다는 것이었다. 이제 막 임신 29주를 넘긴 시점이었다. 태어날 아기가 걱정되어 응급 수술을 결정했다는 곽 교수의 말에 왠지 신경이 곤두섰다. 이렇게 이른 시기에 분만을 했던 경우는 없었다. 이유가 뭘까? 나는 수술실에서 발생할 변수에 최대한 대처할 준비를 하기 위해 수술실로 향했고, 더블 백업 집도의 역할을 맡기로 했다. 다행히 산모는 고통스러워하지 않았고, 수술도 안정적으로 진행되었다. 척추신경 마취로 부분마취를 시행했고, 산모가 의식을 잃지 않은 상태로 수술이 진행되었다. 곽 교수가 마취가 제대로 되었는지를 먼저 확인한 후 메스를 들었다.

"시작합니다. 잡아요."

전공의 선생과 임상 전문 간호사가 절개 부위를 팽팽하게 잡아당겼다. 메스 한 번으로 피부를 절개하고 피하지방층을 절개하기 시작했다. 나는 손을 소독하고 씻은 뒤 미리 수술복을 입고 대기하고 있었다. 신속하고 안정된 상태로 자궁을 노출하기 위해 복막을 연 곽 교수가 여기를 보라며 나에게 눈짓했다. 근육이 얇아진 자궁 부위에 지름 4센티미터 정도의 구멍이 나 있었다. 그래도 다행히 양막은 터지지 않은 채 정상막을 유지하고 있었다.

"곽 교수, 그곳으로 아기를 분만시키는 것이 좋겠어요."

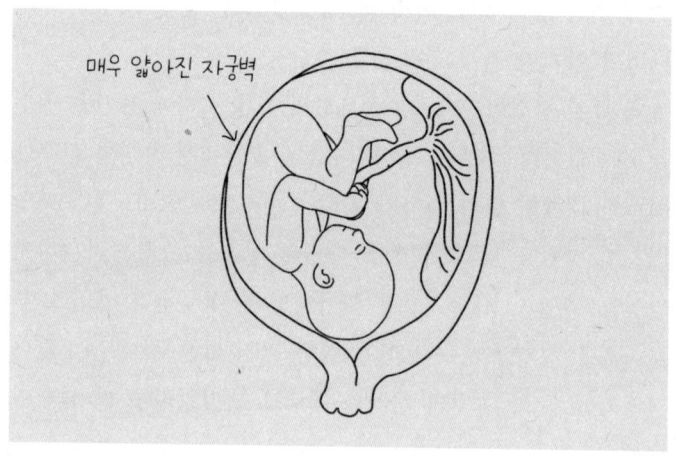

"네. 저도 그렇게 생각합니다."

곽 교수가 그 구멍을 통해 아기를 꺼냈고 신속하고 안전하게 대기 중이던 신생아 중환자 팀에게 아기를 전달하고 태반을 박리해 꺼냈다. 이제 후속 자궁 성형과 출혈 조절 처치를 해야 할 차례였다.

"곽 교수, 수고했어요. 이제 내가 들어갈 테니 나가서 보호자에게 설명해 주세요."

"네. 교수님, 감사합니다."

나는 출혈 부위를 지혈하면서 자궁 재건 수술을 진행했다. 수술은 큰 출혈 없이 안정적으로 잘 진행되었다. 아기가 주수에 비해 건강해 보여서 마음이 놓였지만, 수술 내내 여간 신경 쓰인 것이 아니었다. 드디어 마지막 복부 봉합까지 잘 마무리했다.

"나머지는 정리해 주시고, 모두 수고했어요."

난 장갑과 가운을 벗고 환복한 후 신생아 중환자실로 가서 아기의 상태를 확인했다. 미숙아여서 집중 관찰이 필요하지만 건강 상태는 양호한 편이라는 말에 마음이 놓였다.

급박했던 하루 일과를 마치고 집으로 돌아온 나는 의사의 먼지를 모두 털어 내고, 막내와 가벼운 몸싸움으로 장난을 치면서 고단한 육체를 단비 같은 행복감으로 적셨다. 막내를 재우고 침대에 누워 오늘 세상을 본 아기의 건강을 기원했다. 그러다 어느새 깊은 잠에 빠져들었다.

그때 너무 고마웠어요

A대학교 병원 부교수로 승진해 진료과장으로 재직하던 2013년에는 산부인과에 환자들이 넘쳐났다. 지방에 있는 대학병원인데도 인근 지역은 물론이고 서울이나 다른 지방에서도 많은 환자가 몰려들었다. 내 전공 분야인 부인종양암 환자 수는 부산, 영남권의 타 병원을 크게 웃도는 수준으로 1위를 달리고 있었다.

그 당시는 KTX가 생겨서 암과 같은 중증 환자들이 진단은 연고지에서 받고 치료는 서울로 가서 받는 경향이 거셀 때였다. 그런데도 인근 도시나 주변 지역에서 서울이 아닌 A대 병원을 찾는 중증 부인암 환자들은 해마다 늘었다. 병원에서 이런 성과를 특별히 치하하지는 않았지만, 다른 진료과에는 채찍용 자료로 사용한다는 해당 과 과장의 농담 섞인 푸념을 자주 들었다.

"권 과장, 열심히 하는 건 좋은데, 우리가 너무 피곤해진 다고. 그러니 주변 사람들과 발 좀 맞춰가면서 좀 쉬엄쉬엄 하면 안 돼?"

이런 말을 들을 때면 어쩔 수 없이 마음에도 없는 말을 해야 했다.

"아, 저도 그렇게 하고 싶습니다. 앞으론 쉬엄쉬엄 하도록 노력해 볼게요."

당시는 인근 도시에 국립대학병원의 새로운 분원이 문을 연 영향으로 A대학교 병원에서는 지역 3차 병원의 위상을 갖추기 위해 엄청나게 노력하던 때였다. 그러나 아무리 라이벌 의식을 가지고 모든 수익 진료 데이터를 비교해 봐도 90퍼센트 이상의 진료 과들이 그 병원에 비해 뒤처지는 것으로 나타났다. 그렇다 보니 원장님과 부원장님까지 더욱 분발하자는 메시지를 전달하기 위해 과장 회의에 참석했다. 그런데 그 자리에서 발표된 우울한 자료 중 유독 산부인과만 무려 1.8배가 앞서는 진료 실적을 보였다. 진료과장으로서 어깨가 으쓱해지는 결과였다.

그 덕분에 모든 과가 원장님의 독려 말씀을 듣고 있을 때 나는 여유 있게 주변을 둘러볼 수 있었다. 원장님은 외과 교수로서 외과의라는 자존심이 매우 강한 분이었다. 그런데 외과 성적도 부진한 상황에서 산부인과의 성취 결과가 독보적인 것이 눈에 거슬렸는지 공식적인 회의 자리였는데도 산부인과에 대한 치하의 말 한마디를 하지 않았다. 치하는 없어도 상관없었다. 대신 나는 그 다음 주에 원장 면담을 신청해 성과에 상응하는 보상을 요구했다. 과 운영을 위한 인력 확충을 해 달라는 요구였다. 몇 번의 줄다리기 끝에 승인을 받았고, 결과적으로 조직을 점차 키워 나갈 수 있었다. 과원들은 산부인과가 커지고 병동까지 둘로 확장되는 성장에 놀라며 산부인과 직원이라는 것에 긍지를 느꼈고, 점차 더욱 강한 결속력을 보였다. 부인종양학 조교수 한 명을 더 충원해 교수진도 5명으로 확대되었다.

부인암 환자는 더 늘어 갔고 선근종 환자들이 먼 곳에서 찾아오는 일도 많아졌다. 그러는 동안 선근종 병변이 자궁 전체로 침범한(미만성 자궁선근증, diffuse adenomyosis) 환자들의 호소가 점차 내 눈에 들어왔고, 자궁 적출로만 치료해야 했던 중증 선근종 환자들에게도 보존술과 함께 선근종 절제술을 해야만 한다는 압박감이 날로 심해졌다. 개복 수술을 통한 미만성 선근종 수술에서는 출혈을 막기 위한 TOUA 기법을 적용하는 데 문제가 없었으나 생리와 임신이 일어나는 자궁내막과 자궁혈관을 포함한 자궁의 기능을 담당하는 부위는 남기고, 선근증을 최대한 절제를 한 후에 원래 구조로 복원하는 성형술이 관건이었다. 만에 하나 복원이 제대로 이루어지지 않는다면 자궁의 기능 또한 복원력이 떨어질 것이다. 미만성 선근종은 국소적 병변을 보이는 선근종 환자들보다 범위가 넓기 때문에 수술 시간도 훨씬 더 길어지고, 회복기에 합병증의 발병 위험이나 재발 우려도 더 클 테니 그런 난제들을 어떻게든 해결해야 했다.

o

L병원 조교수로 부임했던 2008년, 30대 후반의 미혼 여성 환자의 수술이 생각난다. 직경 10센티미터가 넘는 자궁근종이라고 생각했던 병변이 수술 중 자궁선근증으로 확인되어 자궁선근증만 제거하고 자궁보존수술을 시행하게 된 경우였다. 당시 자궁선근증은 자궁적출수술만이 완벽한 치료라고 생각하던 시절이었다.

당시 권용순 조교수는 젊고 혈기 왕성했고 자존감이 하늘을 찌르는, 겸손함이 부족한 존재였다. 그 당시 L병원은 국내 산부인과 병원의 지존이라는 명성을 수십 년째 지켜 온 전문 병원이어서 환자들의 발걸음이 끊이지 않던 시절이었다. 당시 나는 환자들이 나를 찾는 것이 내가 유능해서가 아니라 유명한 병원에 근무하는 의사였기 때문이라는 사실을 알지 못했다. 그런 착각이 깨진 것은 4년 뒤 그곳을 떠나 유명세가 없는 S시의 대학병원으로 자리를 옮긴 뒤였다.

30대 후반 미혼 여성의 자궁근종 수술은 복부 피부 절개를 시작으로 안정감 있게 진행되었다. 복막을 열어 시야를 확보한 뒤 셀프 리트랙터를 이용해 수술 영역을 확장하고 고정한 다음, 자궁을 살펴보았다. 근종으로 임상 진단한 후 지금 이 순간까지 지나온 과정이 주마등처럼 스쳤다. 긴장으로 이마에 땀이 맺히기 시작했다. 선근종이었다!

환자는 자궁을 살리고 고통스러운 증상에서 해방해 줄 치료를 약속한 나를 믿고 여기까지 왔다. 나는 모든 신경을 곤두세우고 자궁 절개를 위해 메스를 들었다.

선근종은 근종과는 전혀 다르다. 정상적인 자궁 근육층과 구분되는 경계점이 없고 정상적인 근육층 또한 거의 존재하지 않는다. 이 환자는 미만성 선근종이었다. 수술은 5분의 1도 진행되지 않았지만, 출혈량이 500밀리리터가 넘었다. 그간 나는 수많은 근종절제술을 진행해 오면서 출혈량이 적게 수술하는 집도의로 마취과에 각인된 상태였다. 그러나 그 수술에서 짧은 시간 동안 다량의 출혈이 발생하자 마취과가 수선스러워지기 시작했다.

"마취과, 출혈이 많습니다. 혈관 확보와 수혈을 진행해 주세요."

"수혈할 혈액이 올라올 시간이 필요합니다."

"서둘러 주세요. 그동안 압박을 통해 지혈하겠습니다."

나는 수술실을 이끌어야 하는 집도의로서 차분하면서도 빠르게 말했다. 그러나 내 이마에서는 너무도 정직하게 송골송골 맺힌 땀방울이 곧이라도 떨어질 것 같았다. 순환 간호사가 거즈로 내 이마의 땀을 닦아 주었고 수술실 안은 더욱 분주해졌다. 나는 젖은 타월로 자궁을 압박으로 지혈하면서 빠르게 머리를 굴렸다. 무엇보다 환자의 생명과 건강이 우선이었다. 안정성이 확보되는 선에서 최선을 다해야 한다. 수술 중에 환자 바이탈이 흔들리면 CPR을 해야 할 상황이 올 수도 있다. 나는 마음으로 긴장한 나를 다독이며 당장이라도 피가 올라오기만을 간절히 기다렸다.

10분쯤 지났을 때 피가 올라왔고, 기다리는 동안 추가로 혈관을 확보하고 있던 마취과에서 신호를 주었다.

"교수님, 혈압 안정적입니다. 지금 수혈 시작합니다."

"알겠습니다. 그럼 진행하겠습니다."

수술에 참여한 전공의와 인턴의 양손을 최대한으로 사용해 지혈과 동시에 수술을 진행했다. 수술이 끝나기까지 시간 개념을 완전히 상실한 내 귀에서는 삐- 하는 소리만 연신 울려 퍼졌다. 그렇게 나는 잠시 현실 세계를 벗어난 제3의 세계에서 고도의 집중력을 끌어모아 나와의 힘겨운 사투를 벌였다. 드디어 더는 출혈이 없는 것을 확인한 후 환자의 복막을 봉합했고, 피부 절개 부위의 봉합까지 마치고 나서야 현실 세계로 돌아올 수 있었다. 마취 기계에서 울리는 맥박 소리가 내 머릿속을 울리던 삐- 소리를 내쫓아 버렸다.

나는 마취과 교수와 눈을 맞추며 환자의 혈압과 맥박을 체크했다.

"권 교수님, 수고했어요. 적혈구 팩 6개와 신선 냉동혈장 3개가 수혈되었어요. 응급 동맥혈 가스 분석으로는 혈색소 수치가 8.0이어서 회복실에서 적혈구 팩 2개를 추가로 넣을 예정입니다. 혈압도 안정적이고 맥박도 90회 정도네요. 소변량은 시간당 40밀리리터로 잘 나오고 있고요."

"네. 감사합니다. 수고하셨습니다."

장갑과 가운을 벗으면서 수술실 시계를 확인했다. 내가

안드로메다에 갔다 온 시간이 1시간 남짓일 거라는 짐작과는 달리 무려 4시간이 지나 있었다. 수술실에서 나오자, 수술 시간이 길어져 오매불망 나를 기다리고 있던 불안한 눈빛의 보호자들이 보였다.

"집도의 권용순입니다. 오래 기다리셨습니다. 근종이라 생각했던 부분이 선근종이어서 시간도 길어졌고 출혈량도 많아서 수혈도 받아야 했습니다. 현재는 안정된 상태지만 하루 정도는 수술 후 발생하는 출혈이나 합병증이 없는지 잘 관찰해야 할 것 같습니다."

환자 어머니가 걱정 어린 표정으로 원망하듯 말했다.

"교수님이 내 딸이 근종이라서 편하게 수술할 수 있다고 말씀하셨잖아요. 그런데…."

그때 환자 아버지가 말을 끊었다.

"교수님. 수술은 잘된 건가요?"

"최선을 다했고, 지금으로선 확실하게 말씀드릴 수 없습니다. 오늘 밤에 저희가 잘 지켜보겠습니다."

환자 어머니가 다시 입을 열었다.

"아직 시집도 안 갔어요. 지난 몇 년 동안 너무 고생한 딸이에요. 생리통이 시작되면 집 밖에도 못 나가고 진통제를 한 주먹씩 집어 삼켰어요. 배가 아프다고 데굴데굴 구르기도 하고,

하혈이 심할 때는 수혈하러 119를 타고 응급실에도 몇 번이나 갔는지 몰라요. 제발 우리 딸 좀 살려 주세요."

"이 여편네가 별소리를 다하고 있어. 그래서 교수님이 수술했잖아. 제발 가만히 좀 있어!"

"내가 왜 가만히 있어? 내 딸 살려 달라는 말도 못 하면 난 어떻게 살라고."

머리가 지끈지끈했다.

"아버님, 그리고 어머님. 걱정하지 마세요. 따님은 잘 회복하실 거예요. 제가 잘 살피겠습니다."

나는 서둘러 그 자리를 벗어났다.

그날 밤, 나는 집에 가지 못하고 연구실에서 밤을 새웠다. 병실에서 계속해서 보고가 왔고, 배액관에 피가 많이 고이고 있어서 환자 곁을 떠날 수가 없었다. 선근종 치료에서 자궁 적출만이 정답일까? 나는 그 밤을 병원에서 지새우며 이 질문을 머릿속에서 지울 수가 없었다. 아침 햇살이 연구실 창을 통해 들이칠 때 나는 가까스로 피곤한 육신과 정신을 일으켜 게슴츠레한 눈으로 화장실에 가서 찬물로 얼굴을 씻었다. 수술복 위에 가운을 걸치고 내가 향한 곳은 어제 수술한 환자의 병실이었다. 밤새 차트를 살피고 이른 새벽에 시행한 혈액 검사 결과를 확인한 뒤에야 안정된 마음으로 환자를 마주할 수 있었다.

"잠을 편히 못 주무셨죠? 간호사들이 2시간마다 혈압을 재고 관찰하고 해서 아마도 많이 피곤하실 거예요."

"네. 조금 졸리고 수술 부위가 아프네요."

"밤새 혈압이 불안정해서 진통제와 무통제를 제대로 쓰지 못했어요. 무통제로 혈압 상태가 악화할 수도 있거든요. 다행히 지금은 혈압이 안정되었어요. 아침 혈액 검사를 보니 혈색소도 10.0 이상이고 소변도 잘 나오고 있고 밖으로 나오는 혈액도 많이 줄었어요. 그래서 이제부터 천천히 통증 조절을 할 겁니다."

"네. 교수님. 수술은 어떻게 됐나요? 이제 생리도 편하게 결혼도 하고 아기도 가질 수 있나요?"

"경과를 더 지켜봐야겠지만, 아프지 않게 지낼 수 있을 거예요. 임신에 대해서는 저랑 천천히 얘기하기로 하죠. 그보다 결혼이 먼저겠네요. 하하."

겸연쩍었다. 게다가 회복 후 환자의 증상이 얼마나 완화될지 그 당시 나에게는 경험이 많지 않았다. 단지 잘 회복해서 무사히 퇴원할 수 있기만을 바랐다. 하지만 비관적인 상상으로 환자를 우울하게 만들고 싶지는 않았다.

"선생님, 저 졸려요. 조금 잘게요. 통증도 줄여 주실 거죠?"

"알겠습니다. 저녁 회진 때 봅시다."

환자와 이야기하면서 마음이 조금 편해졌다. 이제 아침 외래 진료를 위해 산부인과 외래로 이동할 시간이었다.

1주일 후 환자는 무사히 퇴원했지만, 그 환자를 다시 외래에서 진료해야 한다는 부담감 때문에 마음이 편치 않았다. 그 뒤로 한동안 근종을 선근종으로 오진하지 않도록 모든 방법과 지식을 찾아 헤맸다. 서너 달쯤이 지나 그날의 악몽을 잊고 거의 평상심을 되찾아 가고 있을 때였다. 외래 진료 시작 전 컴퓨터 모니터를 확인하다가 낯익은 환자의 이름을 발견했다.

그 환자였다. 잊으려 해도 잊히지 않는 이름. 외래 진료를 시작하고서도 언제 그 환자가 들어올지 몰라 머리가 혼란스러웠다. 간호사가 그 환자의 이름을 부르며 진료실 문을 여는 순간, 환자가 밝은 얼굴로 인사했다.

"교수님, 잘 지내셨어요? 여기, 커피 좀 사 왔어요."

방긋 웃는 환자의 표정을 마주하자 눈물이 핑 돌았다.

"네. 여기 앉으세요. 벌써 수술한 지 4개월이나 지났네요. 어떻게 지내셨어요?"

"저는 새 삶을 살고 있어요. 생리가 이렇게 편한 건지 처음

알았어요. 살도 빠졌고 지금은 운동도 해요. 예전에는 운동이란 건 생각도 못 했거든요. 호호."

그때 누군가 외래 문을 열고 들어왔다. 환자의 어머니였다.

"교수님. 저 기억하시죠? 얘 엄마. 좋아하실지 모르겠는데 제가 떡을 조금 만들어 왔어요. 여기 계신 선생님들하고 같이 드세요. 그리고 너무 감사드려요. 우리 딸이 웃고 지내는 걸 보니까 얼마나 좋은지 몰라요."

어머니가 울먹거렸다. 내가 얼른 화제를 돌렸다.

"다행이에요. 이제 건강을 잘 유지하실 수 있도록 제가 정기적으로 잘 진료하겠습니다."

"교수님. 제 딸 배필 좀 찾아 주세요. 의사도 좋고."

"엄마, 그만해! 그게 무슨 말이야!"

두 모녀의 행복한 승강이를 보니 빙그레 웃음이 났다.

"어머니. 이렇게 멋진 따님에게 남자가 없을까 봐요? 걱정하지 마세요. 하하."

"아니, 이 기지배가 코가 너무 높아서요. 눈 좀 낮추라고 해 주세요."

"엄마!!!!!"

o

그렇게 진료실을 나간 환자는 6개월마다 외래 진료를 보러 왔는데, 내가 3년 후에 S시로 이직하면서 다시 만나지는 못했다. 그런데 그 환자와의 만남으로 내가 바뀌었다. 그 전까지는 선근종 환자를 만나고 싶지 않았고, 다시는 악몽을 꾸고 싶지 않았다. 그런데 그 환자를 수술한 후 180도 바뀌었다. 나는 계속해서 어떻게 하면 출혈량을 줄이고 수술의 완성도를 높일 수 있을지를 고민했다. 먼저 국소적인 병변을 보이는 비교적 가벼운 선근종 환자들을 대상으로 그 방법을 찾아보기로 했다.

미국 환자

○

S시에서 근무하는 동안 우리 산부인과는 인근 지역만이 아니라 전국으로 알려지기 시작했다. 어느 날 모르는 전화번호로 전화가 걸려 왔다. 받지 않았다. 그런데 반복해서 전화가 왔다. 귀찮기도 하고 외래 진료 중이기도 해서 결국 받지 않았다. 오전 외래가 끝난 뒤에는 오후 수술이 있었고, 저녁 늦게 집에 돌아왔을 때는 완전히 녹초가 돼서 그대로 침대 위에 쓰러졌다.

다음 날 출근해서 커피 한 잔을 마시려는데, 외래 수간호사에게서 전화가 왔다. 한림원 회원이라는 한 노년의 신사가 계속해서 전화했는데 내가 받지 않아 외래로 전화했다며, 나에게 전화를 부탁했다고 한다.

"한림원?"

한국과학기술한림원(The Korean Academy of Science and Technology, KAST)은 대한민국 과학기술인들이 모인 학술단체로, 1994년 과학기술 패러다임 변화에 능동적으로 대처하며 국가과학기술 발전에 이바지할 목적으로 설립된 사단법인이다. 한림원 회원의 전화라면 내가 바로 받아야 하나? 나는 한림원과 아무런 관계도 없지 않은가. 나는 기득권을 가진 이들이 전혀 상관없는 일에까지 자신들의 영향력을 행사하려 드는 것을 좋아하지 않는다. 게다가 내 개인 연락처까지 알아내서 전화했다는 것에 기분이 좋지 않았다. 그래서 그분의 요청을 무시하고 연락하지 않았다.

며칠 후 그 노신사가 직접 산부인과 외래로 찾아왔다. 어느 여성의 이름으로 진료 예약을 한 것이었다. 노신사의 손에는 서류 봉투가 들려 있었다.

"교수님. 초면에 전화를 드렸습니다만, 연락이 닿지 않아 이렇게 직접 찾아왔습니다."

"무슨 일이시죠?"

"다름이 아니라 제 아들과 며느리가 미국에 거주하는데, 며느리가 선근종이 심해서 치료를 받으려고 미국 의사들을 찾아갔어요. 그런데 거기서 자궁 적출만이 답이라는 말을 듣고 지금 우울 증세를 겪고 있습니다. 그래서 담당 의사에게 자신의 상황을 설명하고 자궁을 보존하면서 치료할 수는 없는지를 물었다고 합니다. 아기를 포기하고 싶지 않다며 미국의 대학병원 담당 교수에게 사정사정했다고 합니다."

"네, 환자분의 시아버지님이시군요."

"아 참! 제 인사가 늦었네요. 여기 제 명함입니다."

한림원 회원이라고 찍힌 명함이었다.

"전 한림원 회원이고, 나름 공부를 좀 했습니다."

"네. 제게 하고 싶은 말씀이 무엇인지요? 제가 외래를 봐야 해서요."

"죄송합니다. 며느리의 사정을 확인한 담당 교수가 논문 한 편을 주면서 이 치료를 받아 보라고 했다는데, 그 논문은 선근종 환자의 보존적 수술 치료에 관한 것이었다고 합니다. 매우 드문 치료 방법이지만 효과가 좋다고 했답니다. 의사는 아직 그 병원에서는 할 수가 없으니 그 논문을 쓰신 교수님을 찾아가 보라면서 그 논문 저자가 한국 사람이라고 말해 줬다고요. 그래서 며느리가 시아비인 저에게 그 논문을 검토해 달라고 부탁하길래 제가 검토해 보니 너무나 획기적이고 놀라운 결과였습니다. 그래서 직접 찾아뵙고 진료가 가능한지 여쭤 보려고 왔습니다."

미국 시민권자가 나에게 치료받겠다고 했다니 놀라웠다. 하지만 곧바로 결정할 수 있는 일이 아니었다.

"제가 환자분의 상황을 전혀 몰라서요. 선근종의 정도가 환자마다 달라서 정확한 진료를 해 봐야 치료 여부를 결정할 수 있습니다."

"당연한 말씀입니다. 제가 그곳에서 촬영한 MRI(자기 공명 영상)를 카피해서 가져왔습니다. 확인하시고 말씀해 주실 수 있나요?"

"네. 시간이 좀 필요합니다. 제가 확인하고 나서 명함에 있는 메일로 꼭 답을 드리겠습니다."

"감사합니다. 외래 시간을 많이 빼앗았네요. 죄송합니다. 그럼 저는 돌아가서 교수님 메일을 기다리겠습니다."

"네, 알겠습니다."

정신없이 밀린 외래 진료를 마치고 오후에야 그 MRI 필름을 살펴보았다. 선근종의 위치는 자궁 뒷벽이었고, 크기는 지름 10센티미터 정도로 꽤 컸다. 다행히 자궁 전벽은 정상 소견이었고, 이전에 수술받은 병력은 없었다. 수술이 가능해 보였다. 나는 노신사에게 수술할 수 있겠다고, 그 이유와 소견을 적어 메일로 보냈다. 한림원 회원이시니 조금 더 신경 써서 분석적인 내용도 보탰다.

다음 날 답장이 왔다. 매우 고맙다는 인사와 함께 며느리가 미국에서 귀국하는 대로 진료를 보러 오겠다고 했다. 나는 설마 진짜로 미국에서 여기까지 올까 싶었다. 그런데 한 달쯤 뒤에 외래 수간호사에게 전화가 왔다.

"과장님. 그때 그 환자분이 오후 진료에 오겠다고 합니다."

"무슨 환자요?"

"그 한림원 회원의 며느님이요. 미국에 사는 미국 시민, 선근종 환자분이요."

외래 수간호사는 많이 놀랐는지 흥분한 억양이었다.

"과장님. 미국에서도 환자가 오는 걸 보니 미국에서까지도 유명해지셨나 봐요. 호호."

"수간호사님! 그냥 미국에 사는 한국인일 뿐입니다. 여하튼 알겠어요."

그날 오후 외래에서 그 환자를 만났다. 매우 키가 크고 한국어 발음에서 교포 특유의 억양이 느껴졌다.

"한국에 와서 진료 보는 오늘만을 손꼽아 기다렸어요. 7년 넘게 힘든 시간을 보내다가 도저히 더는 견디지 못하겠어서 미국에서 유명하다는 의사를 찾아갔는데 제가 절대 받아들이기 힘든 수술을 제안하더라고요. 그래서 다른 방법이 없는지 여기저기 수소문해 봤는데 다행히 저와 관계가 좋은 한 미국 의사가 선생님의 연구를 소개해 줬어요. 게다가 그분이 한국분이라고 해서 정말 기뻤어요."

환자는 내 논문을 출력해서 갖고 다녔다며 인쇄된 자료를 내밀었다.

"이 연구 결과들, 저에게도 적용할 수 있는 거죠?"

"시아버님께서 주신 MRI 자료를 살펴보긴 했습니다만, 추가로 진료를 해 보고 말씀 나누기로 하죠. 진찰을 시작하겠습니다."

진찰 결과, 유착 징후는 없었다. 전반적인 자궁의 크기는 갓 태어난 아기 머리보다 다소 큰 편이었고, 아랫배 쪽에서 둥근 무언가가 만져졌다.

"둘째 계획이 있다고 들었어요. 맞나요?"

"네. 지금 한창 자라고 있는 큰아이에게 동생이 있으면 큰 힘이 될 것 같아요. 하지만 지금 당장은 큰아이를 양육하기조차 힘든 생활을 벗어나고 싶어요. 아이와 함께 맘껏 뛰어다니면서 추억을 만들어 가고 싶은데 지금은 생활이 너무 엉망이에요. 생리를 하지 않는 날에도 통증이 계속되고, 진통제의 양도 점점 늘다 보니 속이 쓰려서 하루하루가 너무 힘들거든요."

늘 마주하던 선근종 환자들의 증세가 이 환자에게도 나타나고 있었다.

"수술은 언제쯤 할 수 있을까요? 수술 날짜를 잡으면 미국에 돌아가서 일정을 조정하고 다시 나오려고요."

환자는 두 달쯤 뒤로 수술 날짜를 잡은 뒤 미국으로 돌아갔다.

그날 집에 돌아와서 그 환자의 진료 사항을 되짚어 보았다. 다른 선근종 환자들의 수술보다는 조금 더 신경 쓰였다. 처음으로 미국에서 나를 찾아온 환자의 수술을 성공적으로 마치고 싶다는 욕심이 강하게 일었다. 다시 한번 수술 공략 포인트를 생각하고 기록한 뒤에야 잠이 들었다.

A대학교 병원 산부인과의 규모가 커지면서 환자들이 많아져서 내 생활은 숨가쁘게 돌아갔다. 과의 규모가 커진 만큼 과장으로서 그에 필요한 조직의 규칙을 세워야 해서 실무자들과의 회의도 빈번해졌다. 수고한 과 직원, 전공의, 교수 들과 종종 회식을 하면서 허심탄회한 이야기를 나누느라 술자리도 늘었고, 그 술 때문에 안 그래도 지친 내 몸은 더욱 더 나락으로 떨어졌다. 다음 날 아침이면 엄청난 숙취를 느끼며 진료하고 있는 내 꼴은 마치 지옥에서 살아보겠다고 탈출하

는 죄인 같았고, 그럴수록 다시는 죄짓지 않겠다고 다짐하고 또 다짐했다.

그나마 나를 걱정해서 숙취해소제나 커피를 놓고 가는 친구도 있고, 피로와 과음으로 구토를 하면 나를 업고 연구실에 와서 포도당 수액을 놓아 주는 친구도 있어서 위로가 되었다. 과음한 다음 날 새벽이면 목이 말라 눈을 떴다가 소변이 마려워 방광이 터질 듯한데도 화장실에 가야 한다는 뇌의 명령과는 달리 몸이 말을 듣지 않을 때가 많았다. 난 이런 상황에서 벗어나기 위해 속으로 이런 말을 주문처럼 되새김질했다.

"일어나서 화장실 가야 해. 용순아, 창피한 상황 만들지 마. 어서 일어나서 화장실에 가자."

가까스로 몸을 일으켜 세우면 또 누군가가 내 팔을 잡고 놓아 주지 않는다. 팔에 꽂혀 있는 수액 주사다. 어기적어기적 포도당 수액이 걸린 폴대를 끌고 화장실로 가다가 당직 중인 전공의 선생을 마주친다.

"교수님, 도와드릴까요? 괜찮으세요?"

"아니, 괜찮아. 어서 일 보고 쉬어."

그런 와중에도 없는 품위라도 지키려고 맘에도 없는 말을 내뱉는다. 머리는 지끈거리고 온몸은 멍한 상태로 볼일도 보기 어려운 가여운 중생이 살아보겠다고 애를 쓴다. S시가 아

미국 환자

니라 서울 집이었다면 아내의 손길 덕분에 좀 더 편하게 밤을 보낼 수 있었을 텐데. 홀아비 신세가 된 나는 집에서 혼자 있느라 생명을 부지하기가 어렵겠다는 생각이 들 때면 S시에 내려온 것이 후회된다. 아직 병든 고깃덩어리는 술에 절어 있고, 정신은 온데간데없는데 아침은 너무 빨리 찾아온다.

첫 수술을 어떻게 해야 할지 걱정하며 수액 주사를 뺀다. 짙은 향수를 뿌리고, 입안의 찌든내를 지우려 힘없이 칫솔질을 하며 수술실을 향한다. 걸어가는 동안 서서히 정신이 돌아온다. 수술의 완성도를 지키기 위해 최대한 노력하면서 되살아나는 몸의 감각과 정신으로 두 번째 수술을 시작한다. 하루 일정을 마치고 관사로 돌아오면 숙취가 풀리면서 찾아온 배고픔 때문에 뭐라도 먹으려고 이리저리 둘러보다가 눈에 띈 해장라면을 끓여 짭조름하고 매콤한 면으로 빈속을 채운다. 만약 내 위장이 말을 할 수 있다면 아마도 이렇게 말할 것 같다.

"이놈아, 어제 먹은 고급 고기와 음식은 다 게워 내고 겨우 라면으로 빈속을 채울 거면, 앞으로는 술 같은 건 가까이 하지도 마라. 이런 바보 같은 놈!"

그런 말을 들어도 싸다는 생각이 든다. 불현듯 아이스크림 생각이 나서 근처 마트에서 아이스크림을 다섯 개나 사서 오도오독 깨물어 먹고 추르릅 핥아먹으며 다섯 개를 모조리 해치운다. 이러는 건 오늘이 마지막이라고 늘 다짐하곤 했지만 S시에서 일하는 동안 나는 종종 그렇게 바보처럼 살았다.

두 달이 지나 선근종 수술을 위해 미국에서 온 환자가 입원했다. 오후 회진을 돌며 환자가 걱정 없이 밤을 보내기를 바라는 마음으로 대화를 나눈 뒤 연구실로 돌아와 내일 수술의 시뮬레이션을 점검했다. 그날 저녁에는 회식을 하지 않았다. 맑은 정신으로 수술실에 들어가니 전공의 선생과 인턴 선생이 마취를 끝내고 환부를 소독하고 있었다. 손을 씻으러 수술실 밖으로 나가 수술 장갑을 끼고 가운을 동여맨 뒤 수술을 시작했다.

"마취과! 수술 시작합니다."

모든 촉각을 곤두세우고 수술을 시작한 지 세 시간이 지나 수술 부위를 봉합하는 것으로 수술이 끝났다. 수술은 잘 됐다. 큰 숙제를 마친 것처럼 기분이 홀가분해서 음악을 들었다. 점심 시간에는 병원 건물 옆 호텔 수영장에 가서 30분 정도 수영도 했다.

오후 회진 때 보니 시아버지와 다른 보호자들까지 병실에 와 있었다. 나를 애타게 기다린 모양이었다. 남편도 미국에서

휴가를 내고 간병할 채비를 해서 온 듯 가벼운 추리닝 차림으로 병실에 와 있었다. 1인실 병실이었는데, 지은 지 얼마 안 된 건물이라 넓고 깨끗하고 쾌적했다.

"환자분! 정신 들어요? 통증은 어때요?"

"참을 만해요. 생리통에 비하면 이 정도는 아픈 것도 아니에요."

"견딜 만하다니 다행이에요. 수술은 잘됐습니다. 출혈도 거의 없었어요. 수술 당일이니 침상에서 안정하세요. 내일 아침에 검사 결과를 확인할 겁니다. 그럼 내일 뵙죠."

보호자들은 거듭 감사하다고 말했고, 나는 웃는 얼굴로 병실을 빠져나왔다.

의사들 사이에서는 VIP 신드롬이라는 이상한 징크스가 있다. 의사들이 사회 고위층이나 저명 인사의 치료를 맡게 되었을 때 부담감을 느끼는데, 그래서 좀 더 신경 쓰다 보면 평소 해 오던 치료의 범주를 벗어나게 되고, 그 일탈이 결국 환자에게 합병증 같은 문제로 나타나는 현상이 그것이다.

나를 믿고 미국에서 건너온 이 소중한 환자도 예외는 아니었다. 수술 후 회복기에 장 폐색 합병증이 나타나 열흘 넘게 회복기를 가져야 했다. 환자의 장이 제 기능을 되찾아 원래 상태로 돌아오기까지 나는 환자에게 다가가기가 너무 부담스러웠다. 다행히 결국은 정상으로 돌아왔고, 환자는 편안하게 퇴원했다. 미국에서 한국, 그것도 S시까지 치료받겠다고 찾아오는 경우가 드물다 보니 병원 홍보 팀에서는 환자의 동의를 받아 우리 병원에서 치료받고 퇴원하기까지의 모든 과정을 기록해서 A대학교 홍보물을 제작해 지역 신문에 배포했다.

환자의 시아버지는 며느님 치료에 대한 답례였는지, 아니면 독자적인 치료법에 깊은 감명을 받아서였는지 모르겠지만, 계속해서 내게 한림원 회원 등록을 권유하면서 식사 자리까지 마련하려고 했다. 식사 자리는 부담스러워서 정중히 거절했지만, 회원 등록을 위한 심사 서류는 준비해서 제출했다. 그런데 정작 한 달 뒤에 있는 심사에서 자격 미달로 떨어졌다. 나이가 어리다는 것이 첫 번째 이유였다. 전문의로서 10년 이상 이룬 업적을 평가한다는데 당시 내 전문의 경력은 8년 정도였기 때문이다. 그러나 내 개인적인 느낌으로는 이런 이례적인 회원 심사를 해서 자격을 줘야 할 만큼 내가 그들에게 제대로 평가되어 있지 않은 까닭에 괜한 나이 핑계로 탈락시킨 것 같아서 몹시 기분이 상했다. 그 일 이후, 환자의 시아버지에게 몇 차례 더 전화나 문자가 왔지만 무시했다. 자존심에 금이 갔기 때문이다.

그 뒤 나는 좀 더 큰 선근종 수술에 성공했다. 그 덕분에 수술 치료 대상 환자의 범주는 더욱 확대되었고, 환자도 더욱 늘었다. 나는 국소적인 병변의 선근종 수술과 미만성 선근종 수술의 경계점을 만들고, 각 치료의 적응증을 만들어 갔다. 그러나 문제는 개복적 선근종 수술의 첫걸음에는 늘 보완해야 할 점이 뒤따른다는 것이었다. 하지만 나는 좀 더 완벽한 절제와 더 완벽한 성형적 자궁 복원에 대한 갈망과 도전을 계속해 왔고 덕분에 나의 수술법은 크게 진화했다. 지금 생각해 보면 그때 나는 부인종양 환자 수술에 거의 미쳐 있었다. 아니 그게 전부였다. 시작한 수술에 대한 열정은 식지 않았고, 새로운 도전에 대한 갈망과 창조적 분석으로 점점 '권용순 수술'을 정립하고 창조하고 교육하면서 S시에서의 하루하루를 연명해 갔다. 그 짧은 시간 만에 나는 S시 산부인과 의사들과 환자들 사이에서 유명 인사가 되어 있었다.

o

#승진 싫어요?

○

처음 A대학교 병원에 부임했을 때 그곳엔 부인 암환자들의 자조 모임이 있었다. 자궁경부암, 난소암, 자궁내막암 등 부인암으로 치료받고 있는 환자들과 완치된 환자들에게 1년에 한두 번 암 투병 관리 교육이나 강의를 제공하고, 가까운 곳으로 나들이를 가서 의료인과 대화하며 관계를 이어가는 모임이었다. L병원에서도 비슷한 모임이 있었고 강의를 부탁받아 진행한 적이 있어서 그리 낯설지는 않았다. 다만, 지금은 내과 진료과장이라서 모든 행사를 내가 결제해야 했다. 그래서 참가하게 된 행사가 해동 용궁사 나들이였다.

병원에서 버스를 지원해 주지 않아서 산부인과 재정으로 버스 한 대를 빌려 정해진 시간에 S시 시내 몇 곳을 들렀다가 부산으로 가기로 했다. 그곳에 끼어 탄 나는 청일점이었다. 실질적인 나들이 실무는 외래 수간호사님이 담당했는데, 한 시간 남짓 버스 안에 있는 동안 환우들이 무료하지 않게 무언가를 준비해 오신 듯했다. 토요일이어서 참여하는 모든 의료인은 자원봉사였다. 그러나 산부인과 과장인 나와 연배 지긋한 외래 수간호사님의 참석이 다른 직원들에게 암묵적인 동행을 강요하는 모양새가 되어서인지 교수 세 명과 간호사 여덟 명도 동행했다. 그런데 왜 후배 교수들이 따로 자가용으로 뒤따라가겠다고 했는지, 잠시 후에 깨달았다.

"여러분, 안녕하세요, 오늘 날씨가 참 좋죠?"

"네."

환우 서른 명의 떼창 같은 대구에는 벌써 흥이 올라 있었다.

"오늘은 특별히 A대학교 병원 산부인과 과장으로 새로 부임하신 권용순 교수님이 동행해 주셨어요. 여러분, 참 멋지고 잘생기신 서울분이에요."

난 귀를 의심했다. 마이크를 통해 전달된 수간호사님의 말씀은 너무 사적이었다. 이상한 기류가 느껴졌다.

"먼저 과장님께 한 말씀 부탁드리겠습니다."

나는 통상적인 인사를 마치고 얼른 마이크를 돌려드렸다. 그런데 예감이 좋지 않았다.

"여러분, 가는 동안 재미있는 얘기를 준비했어요, 별로 좋아하는 얘기는 아닌데… 할까요? 말까요?"

환우들은 까르르 웃기 시작했고, 여기저기서 어서 하라고 경상도 특유의 사투리를 쏟아냈다.

"저는 진짜 하고 싶지 않은데, 여러분이 즐겁다면 제가 희생해서 이야기할게요."

수간호사님은 주머니에서 준비한 종이를 꺼내 읽었다. 성적인 이야기를 야하고 재미있게 꾸민 음담패설이었다. 이쪽에선 재미있다고 '깔깔' 웃고, 저쪽에선 '어머' 하면서 창피한 척하고, 다른 한쪽에선 더 해 달라고 야단법석이었다. 난 이 버스에 남자가 나 하나뿐이고, 환우들의 평균 연령이 오십 대의 아줌마부대라는 사실을 몰랐다. 이렇게 어색한 자리는 태어나서 처음이었다.

"여러분, 과장님이 많이 놀라셨나 봐요. 제가 원래 이런 거 안 좋아하는데 과장님이 오해하실 것 같아서 못 하겠어요."

수간호사님은 대놓고 나를 타깃으로 삼으신 듯했다. 나는 애써 태연한 척 웃어넘겼다. 그러자 뒷좌석에서 건강한 환우 하나가 나와서 앰프 음악을 틀었다. 디스코 뽕짝이었다. 갑자기 버스 안 통로가 '부비부비' 춤사위로 가득 채워졌다. 나는 먼 산만 응시하며 누구와도 눈을 마주치지 않았다. 바늘방석이었다. 내가 도로에서 운전할 때 제일 싫어하는 '묻지 마 관광버스'를 내 눈앞에서 보게 될 줄이야. 참아야 했다. 갈 데가 없었다. 버스는 달리고 있었고 폐쇄된 감옥이 따로 없었다. 그때였다. 누군가의 목소리가 들렸다.

"우리 교수님만 앉아 계시네. 같이 춤 좀 춰요."

애교 섞인 경상도 사투리로 부탁하는 말투가 그 순간 무시무시한 악마의 속삭임으로 들렸다. 못 들은 척했다. 아예 눈을 감았다.

"아 참, 권 교수님은 서울분이시라 그런가? 전임 과장님은 잘 놀아 주셨는데 즐겁게 갑시다."

수간호사님은 분위기가 나빠질까 봐 어쩔 줄 몰라 하면서 살며시 다가와서 속삭였다.

"죄송합니다, 과장님. 한 번만 눈 딱 감고 환우들 곁으로 가 주시는 게…."

잠시 후 나는 환우들 사이에서 부비부비를 하고 있었다. 앞쪽에서 춤을 추다가 환우들 손에 이끌려 뒤로 전달되었다가 다시 앞쪽으로 전달되고, 그러는 동안 어느새 해동 용궁사에 도착했다. 부산 바닷가에 위치한 해동 용궁사 입구부터 용궁사까지 가는 길에는 어릴 적 갔던 어린이대공원, 별별 장사꾼들이 가득했던 향수 어린 추억이 그대로 재현되어 있었다.

종이컵에 담은 삶은 번데기, 연탄불에 구운 문어다리, 솜사탕, 설탕 잉어 퍼즐, 바람개비 같은 것들을 파는 사람들을 보면서 나는 한동안 과거의 한때로 돌아갈 수 있었다. 이 정겨운 향수로 버스 안에서 벌어진 내 일생일대의 난처함과 상처가 조금은 아문 것 같았다.

사찰을 돌아보면서도 이런저런 생각으로 머리가 복잡했다. 가드레일 한편에 서서 바다를 바라보면서 지금의 나를 돌아보았다. 내가 왜 여기에 있나. 나는 이 질문에 답을 찾고 싶었다. 바로 그때,

"교수님, 여기 계셨네. 전 박○○이라고 해요. 난소암 3기로 1년 전에 수술받고 항암화학요법 치료가 끝난 지는 6개월 됐어요. 저를 수술해 주신 분이 병원을 그만두셔서 앞으로는 권 교수님이 저를 관리해 주실 거라고 하더라고요. 잘 부탁드려요. 하하."

사십 대로 보이는 환우는 앞으로 재발 없이 완치할 수 있도록 잘 부탁한다며 인사했다. 그러자 다른 환우들까지 모두 와서 인사했다. 그러나 내가 받은 느낌은 그들이 날 잘 모르는 것 같았고, 내가 젊어 보여서 치료 경험이나 실력을 특별히 신뢰하는 것 같지도 않았다. 이것이 나의 피해 망상만은 아니었다. 실제로 전임 과장은 머리숱이 적고 배도 적당히 나

온 데다 흰머리가 제법 많은 중년이어서 누가 봐도 중후해 보였다. 그만둔 다른 한 명인 부인종양 전문의 교수도 흰머리가 가득한, 딱 봐도 중년 교수에게 너무나도 잘 어울리는 옷차림을 하고 다녔다. 그에 반해 나는 마치 MT 가는 복학생처럼 면바지에 단화를 신고 있어서 중년 교수에게 어울리는 옷차림새가 아니었다.

하지만 난 전 과장과 1년 선후배 사이라고 일일이 찾아다니며 말하기도 귀찮아서 그냥 아줌마부대의 시각을 받아들이기로 했다. 내 좌우명은 "진실은 변하지 않는다. 애써 진실을 알리려 하지 말지어다."였다. 진실을 포장하거나 알리려고 떠드는 순간, 진실은 변질되고 그 삶은 품위를 잃어버릴 테니까.

여하간 그 일을 계기로 갓 산부인과 과장이 된 나는 그간 전임자가 꾸려 온 방식을 조금이나마 알게 되었다. 그해 겨울 연말 모임에서도 늘 해 오던 대로 식당을 예약하고 환우들과 의료인이 만나 식사를 하고 술을 마시고, 2차로 노래방까지 가서 음주가무를 즐겼다. 나는 식사를 일찍 끝내고 완강하게 춤과 노래를 거부하면서 한동안 그들이 노는 모습만 지켜봤다. 그나마 눈치 빠른 수간호사님이 환우들에게 내 성향을 잘 전달하셨는지 노래방에서는 아무도 나에게 말을 걸지 않앉다. 모두들 흥에 겨워 즐기는 사이 나는 수간호사님과 후배 교수에게만 알리고 조용히 그 자리를 빠져나왔다.

샤워를 마치고 잠시 음악을 들으며 생각해 봤다. 그동안 A대학교 병원과 산부인과의 색채는 이미 예상해 왔고 실상도 그것과 크게 다르지 않았다. 뭔가 변화가 필요했다. 내가 이곳의 색채와 구조에 녹아 시내려고 가족들을 내버려두고 이 먼 곳까지 온 것은 아니었다. 난 하고 싶은 것을 제대로 해 보려고 여기까지 왔다. 누구의 간섭도 없이 할 수 있다면 정정당당하게 대립하고 논쟁하면서 꿈꿔 왔던 정의를 구현할 수 있다고 생각했다. 누군가는 너무 이상적인 삶의 방식이라고 할 수도 있겠지만, 사실이다. 난 S시에 정착해서 잘 살기 위해 온 것이 아니었다. 젊은 날 한 번은 원 없이 훨훨 날고 싶었다. 진료라는 영역에서 내가 꼭 해야 할 일들과 숙제를 열심히 하고 싶었다. 그리고 A대 병원은 내 관점에서 인프라 시설 구조가 상위였기 때문에 선택한 것이었다. 가족들에게 잠시만 시간을 달라고 부탁하고 내려온 S시에서의 너무도 소중한 시간이 이렇게 헛되이 흘러가고 있었다.

여러 가지로 변화를 모색해야 하는 나는 먼저 결단을 내렸다. 환우들을 위한 자조 모임의 성격을 좀 더 승화시킬 방법을 생각했다. 환우들과 멋진 곳으로 나들이하거나 맛있는 음식을 대접하는 특별대우가 아닌, 환우들에게 필요한 것 중 의료인이 해 줄 수 있는 값진 것을 공유하는 모임이 되면 어떨까. 나는 이 모임의 진정한 의미를 찾아야겠다고 생각했다.

다음 날 출근해서 수간호사님과 이야기를 나눴다.
"과장님. 어제 잘 들어가셨어요? 들어가시는 것을 보지 못했네요."
"네. 잘 들어왔습니다. 모임은 잘 끝났나요?"
"네. 과장님이 지원해 주셔서 환우들이 맛있는 식사도 하고 즐겁게 노래도 부르고 해서 다들 무척 좋아하셨어요."
수간호사님은 늘 해 왔던 연례행사를 마치고, 늘 보고하던 대로 간결하게 이야기했다.
"수간호사님!"
"네. 과장님."
"모임이 즐겁다는 것은 매우 바람직한 현상입니다. 그렇게 즐겁게 준비하신 수간호사님의 노고를 칭찬합니다."
"아니, 별로 한 것도 없는데요."
빙그레 웃는 수간호사님의 양 볼에 보조개가 피었다.
"그런데 수간호사님, 저는 자조 모임이 조금 변했으면 좋겠습니다. 환우들에게는 암 치료와 예후, 그리고 자신을 치료하는 의료인과의 친밀함이 매우 소중합니다. 그러니 분기별로 지식 정보를 전달하는 강의를 할 장소와 강사를 섭외하시고요. 나들이는 1년에 한 번 정도로 유지하시고, 연말에 해 오던 음주가무는 일일찻집 같은 성금 모금행사로 전환하는 게 어떨까요? 몸이 건강한 환우들이 홀에서 함께 서빙을 하든가, 아니면 음식을 주문해서 손님으로 오셔도 좋을 듯해요. 그렇게 해서 걷어진 돈은 불우한 지역 주민들을 찾아가서 성금으로 전달하고요. 성금 전달자는 당연히 환우 대표로 하고, 행사의 의미는 부인암 환자들도 주변에 계신 아프고 힘든 분들에게 조금이나마 도움을 주고 나누며 함께 살아가고 있다는 것을 보여 주는 거죠."

수간호사님은 한동안 아무 말도 못 했다. 그러다가 맥없이 어깨를 늘어뜨리고 대답했다.

"네. 생각해 보겠습니다."

그 뒤로 자조 모임이 바뀌기 시작했다. 연말에 연말에 카페를 대관하여 일일 찻집을 시작으로, 지역복지회관을 대관해 의료인과 환우 들이 하나가 되어 직원들이나 환우 가족들에게 음식을 대접했다. 큰돈은 아니어도 주변의 소외된 사람들을 찾아 직접 찻집을 통해 모은 성금과 음식도 전달했다. 그 소식이 전해지자 구청장이 우리를 초대해 따뜻한 봉사에 깊은 감사와 성원을 보낸다며 기념 사진도 찍었다. 나는 사진을 찍고 싶지 않았지만 그것이 구청장의 행보라고 생각해서 언짢은 표정을 보이지는 않았다. 구청장은 그 뒤로도 자주 행사에 찾아와서 환우들과 악수하고 격려해 주었다. 물론 얼마 후에 총선이 예정되어 있기는 했다. 국회의원 예비 후보들도 방문했는데, 잠깐 얼굴만 내밀고 금방 자리를 떴다.

일일찻집은 차차 국악이나 음악 연주, 지역 난타 동호회원들의 공연 등을 선보이기도 하며 알차고 뜻깊은 행사로 바뀌었다. 이 같은 변모가 주변에 알려지기 시작하자 병원 내 다른 봉사모임에서도 벤치마킹을 할 정도로 큰 인기를 끌었다. 난 이 모임 주관 부서의 장으로서 공치사를 하고 싶은 마음은 전혀 없었다. 실제로도 가장 많은 일을 담당하신 분은 외래 수간호사님이었기에 이 모든 결과의 공을 수간호사님과 환우들에게 돌렸다. 그리고 수간호사님은 내가 S시를 떠나기 전 해에 부장 대우로 승진했다. 잘된 일이었다. 그것이 내가 S시에 와서 가장 잘한 일 중 하나였다.

나와는 띠동갑인 외래 수간호사님은 정년을 앞둔 어르신인데, 보직 행렬에서 밀려나 십여 년간이나 차장이라는 직위로 산부인과 외래를 지켜 오신 분이었다. 그 때문에 승진이나 보직 없이 정년을 맞이한다 해도 전혀 이상할 게 없었다. 하지만 나는 S시를 떠나기 전 나는 간호부 수장인 본부장에게 외래 수간호사님의 추천서를 보냈고, 여러 면으로 살펴본 병원 측에서는 이례적으로 인사 발령 시기에 승진을 결정했다. 이후 수간호사님은 어떻게 아셨는지 내 방에 찾아와서 고맙다고 말하며 눈물을 훔치셨다. 나는 그 눈물이 진심인 것을 너무나도 잘 알았다. 나는 수간호사님의 두 손을 잡고 말했다.

"이제 부장님이라고 불러야겠네요. 수고하셨습니다."

외래 박 부장님의 우는 얼굴이 금세 웃는 얼굴로 바뀌었다.

"다 과장님이 하신 건데 염치없이 제가 받아도 되는 건지… 게다가 밥 먹고 노래나 부르던 모임을 이런 모임으로 바꾸자고 하신 것도 과장님이신데, 제가 너무 염치가 없네요."

"부장님. 승진 싫어요?"

"그건 아니지만… 헤헤."

"부장님께서 열심히 하셨잖아요. 그게 진실입니다. 이제 높은 자리에 가게 되셨으니 앞으로 잘 부탁드립니다. 진심으로 열심히 일하는 분들을 살펴 주세요. 부탁드립니다. 하하. 제가 계속 여기 있을 수는 없으니 늘 여기 계시는 부장님께서 이 모임을 주도하고 지켜 주셔야죠. 그리고 앞으로 누가 과장이 되더라도 부장님의 허락 없이 함부로 의미를 퇴색시키거나 변질되지 못하게 늘 관심을 가지고 살펴봐 주세요."

"과장님, 여기 그만두고 서울 올라가세요?"

수간호사님이 화들짝 놀라서 물었다.

"아뇨. 지금 당장은 아니지만 언젠가는 그런 날이 오겠죠."

"아, 네."

그제야 수간호사님이 빙그레 웃으며 외래로 돌아갔다.

자조 모임은 수간호사님 덕분에 지금까지도 계속되고 있다.

○

소중한 첫 만남, 산모

주말마다 서울을 왕복하며 보낸 지 여러 해가 지났는데도 적응하기는 여전히 힘들었다. 이젠 서울 집이 어색하고 S시에 있는 아파트가 오히려 편안하고 포근하게 느껴질 정도였다. 어색하기만 하던 S시는 어느새 다정한 고향처럼 느껴졌다. S시까지 내려와서 진료받을 환자가 과연 몇이나 될까? 그리고 찾아오는 환자들은 왜 거기까지 찾아오는 것일까? A대 병원이 최첨단 병원의 선두에 있다면 그럴 만도 하겠지만 현실은 그렇지 않았다.

그렇다면 유능한 의사가 있어서일까? 정답은 아닐 것이다. 세상에는 많은 방송 매체를 통해 이미 유능한 의사들이 명명되어 있다. 무슨 근거로 그러는지는 모르겠지만 사람들을 세뇌하듯 언론 매체가 앞장서서 명의를 선정하고 광고한다. 이 시대의 명의란 누구인지에 대한 토론이나 협의도 없이 명의는 매주 방송을 통해 배출된다. 그렇게 해서 명의로 알려지면 아파서 헤매던 사람들이 몰려든다. 시간이 지나면서 환자들 사이에 치료 효과가 알려지면 더욱 더 많은 사람이 밀려온다. 그들이 방송에 출현하는 이유가 뭘까? 자기 진료실로 환자들이 몰려들기를 바라는 대신 아픈 사람들에 대한 진정한 관심과 건강 증진을 위해 혼신을 다하는 의사가 과연 몇이나 될까?

A대학교 병원 산부인과에는 명의로 알려진 교수나 의사는 없다. 그렇다면 적어도 언론이 말하는 명의는 S시에 존재하지 않는다. 그런데 왜 환자들은 이 멀고 외진 곳까지 비행기나 기차를 타고 진료를 받기 위해 찾아올까? 환자들은 대부분 거대 도시의 거대 병원으로 치료를 받으러 간다. 확실하고 뛰어난 치료를 하는 의료인이 거기에 있을 거라고 믿는다. 의료인도 마찬가지다. 많은 의료인이 복지와 치료 인프라가 잘 구축된 거대 병원에서 근무하고 싶어 한다. 그런 직장에 들어가기 위한 경쟁은 치열하다. 그 치열한 경쟁을 통해 살아남은 의료인들은 거대 도시의 선진화된 거대 병원의 이름 값을 배경으로 명의로 가는 지름길에 선다. 그런 소수의 우수한 의료인들은 나름 자부심으로 한껏 부풀어 있을지도 모른다.

그런 병원이 아닌 S시에 있는 나를 생각해 본다. 나는 환자 치료의 품위를 낮추기 위해 지방 도시의 한 병원으로 옮겨왔나? 아니면, 치료의 품격을 낮추고 인생을 즐기기 위해 와 있는 것일까? 시대 흐름을 역행하는 내 이동 경로를 생각하면 내가 그들 조직에서 좌천당한 것이 아닐까? 내가 S시로 내려온 것은 그 당시 내가 가야 할 길을 서울의 거대 병원에서는 갈 수 없겠다는 판단이었다. 가족의 동의를 구해 선택한, 살아남겠다는 의지이자 도전이었다. 내가 몸 담았던 서울 거대 병원들은 직장에 대한 강한 애착으로 그 조직에서 살아남은 자들이 추구하는 틀 안에서 가장 우수한 의료인을 선발하고 유지하려 할 뿐이었다. 반면, 지방 병원은 그 거대 병원들과 경쟁할 만한 차별화된 우수성을 갖추기 위해 모든 것을 걸 수밖에 없는 처지다.

2008년 부터 자궁보존 수술법을 시행하고 연구해왔다. 하지만 그 시절 그런 거대 병원의 기득권자들은 내 연구 결과 발표를 보고도 대부분 그럴 필요가 없다, 수술이 어렵다, 자궁을 적출하면 되는데 그렇게까지 할 필요가 있느냐, 라며 강하게 압박했다. 그들 세계에서는 나를 이단아로 취급하거나 조롱했다. 나는 불임 전문 동료, 선배 교수들에게 일찌감치 선근종과 심부 자궁내막종으로 인한 불임 환자 치료에 내 치료를 접목하자고 건의했었다. 그들은 부족함을 느끼지 않았고, 동의 대신 조롱 섞인 대답이 돌아왔다.

"권 교수는 워낙 수술을 잘하니까 알아서 해요. 불임 환자는 우리가 알아서 할 테니. 우리는 당신처럼 수술로 해결 못 하니 지금처럼 시험관 시술 위주로 할 거야."

그들은 그런 말을 남기고 웃으며 가 버렸다. 나는 결국 서울 근무를 그만두었다.

S시로 내려와 나는 지속적인 진료와 연구를 통해 그들에게 소식을 알리고 있다. 2020년경부터는 많은 의사가 동참해 자궁보존적 선근종 수술을 시도하고 있다. 내가 발표한 연구 결과와 수술 방법은 이제 그들에게 참고가 되고 있으며, 이 수술을 시도하는 의료인도 점진적으로 증가하고 있다.

환자들이 A대학교 병원으로 진료받으러 오는 한결같은 이유는 내가 명의라서가 아니다. 선근종 질병 치료로 유명하다는 병원과 명의를 다 만나 봐도 받아들이기 어려운 치료 방법만을 제안하는 것에 동의하기 어렵고, 새로이 등장한 내 치료법이 그들이 원하는 이상과 맞기 때문이다. 환자들은 치료 후기를 보고 일부러 찾아오는 이들이 대부분이다.

2011년 A대학교 병원 산부인과에서 처음 진료를 시작하자 S시와 인근 지역 부인과 환자들, 특히 부인암 환자들의 치료 결과가 환자들 사이에 공유되기 시작했다. 이후 서울로 올라가던 환자들이 S시에서 진료받기로 마음을 돌리기까지 4년 정도 걸렸고, 선근종 환자들이 전국에서 몰려들기 시작한 것은 3년쯤 지나고부터였다. 선근종 환자들이 늘면서 외래에도 점차 임신부들이 많아졌다. 이 수술을 알지 못하는 주산기 산부인과 의사 대부분은 임신 중 관리를 어떻게 해야 하는지에 대해 충분한 경험이 없었다. 이론적인 상상에서 나온 자궁 파열 가능성에 대해서도 상당히 부담스러워했다. 모든 것이 처음이었고 위험은 늘 도사리고 있다.

선근종 치료를 하면서 내게 던져진 질문 하나는 임산부 관리는 어떻게 해야 하는가였다. 자궁 파열의 위험은 정말 높은가? 이런 과도한 염려가 생긴 이유는 아주 오래 전 제대로 된 수술법이 아닌, 우연히 시행한 선근종 수술 후 자궁 파열이 발생했다는 기록 때문이었다. 그 결과, 모든 임신부의 자궁이 파열될까 두려워하는 의사들의 오해 섞인 말 한마디로 수많은 환자가 천당과 지옥을 오갔다. 나는 객관적인 데이터를 만들기로 했다. 과연 얼마나 안정적인지, 파열 가능성은 얼마나 높은지를 직접 관리하면서 데이터를 만들 필요가 있었다. 나는 내원하는 모든 임신부에게 임신 관리는 물론이고 출산도 A대학교 병원에서 할 것을 권유했다. 연고지가 없어 그렇게 하기 어려운 경우에는 근처 대학 병원의 협조를 구했다. 그렇게 해서 선근종 수술 후 임신한 여성들의 출산을 관리하기 시작했고, 항상 제왕 절개식 분만을 시행했다. 그리고 나는 수술 중 발생할 수도 있는 합병증에 대비하기 위해 늘 산과의사 뒤에서 수술복을 입고 대기했다.

"과장님! 이번 주말에도 서울에 올라가시나요?"

주산기 전문 교수인 이 교수가 복도에서 마주친 나를 붙잡고 묻는다.

"응. 가야지. 왜?"

"아, 네."

그는 뭔가 할 말이 있는 듯 보였지만 쉬이 말을 꺼내지 못한다. 나는 그냥 지나치려다 한마디를 던진다.

"무슨 일 있나? 예정된 행사는 없는데… 혹시 일이 있다면 못 갈 수도 있겠지."

이 교수가 머뭇거리면서 입을 연다.

"과장님께 선근종 수술을 받은 뒤 임신한 산모가 지금 입원 중인데 조기 출산 우려가 있어서요. 임신 36주가 넘었고 애기도 잘 커서 출산이 임박했습니다."

"알고 있어요. 이 교수가 잘 보살펴 준 덕분이지. 만삭 주수까지 애기를 잘 키워 줘서 고맙네."

"그런데 과장님, 살짝 자궁 수축이 있어서 주말에 응급으로 수술해야 할지도 모르겠어요. 저는 선근종 수술 후 제왕 절개 분만을 해 본 경험이 없어요. 그래서 혹시 수술 중 대량 출혈이나 심한 유착으로 수술이 어렵거나, 분만 후 자궁 수축이 좋지 않을 경우 등등, 제가 치료할 수 있는 범위를 넘어설까 봐 혼자 진행하기가 솔직히 어렵습니다."

"내가 수술장에서 발생할 만한 합병증에 대비해 지원할 준비를 하고 있겠네. 걱정 말게."

이 교수는 안도하는 표정으로 내 말에 귀를 기울였다.

"주말엔 응급수술을 하게 되더라도 당직 체계일 텐데, 그보다는 아예 주말 전인 금요일 정규 시간에 하지 그래?"

"저도 그렇게 하려고 했는데 환자분이 꼭 36주를 넘겨서 애를 낳고 싶다고 하시네요. 최대한 자궁 안에서 애기를 더 키워서 낳고 싶다니까 주말은 넘겨야 할 것 같은데, 약간 수축이 있어서 그때까지 견딜 수 있을지 모르겠어요. 제가 선근종 수술 후에 임신한 산모의 제왕 절개는 처음이거든요."

"알겠네. 주말에 별일이 없겠지만, 그래도 혹시 모르니 서울 가지 않고 여기 있겠네."

산모와 가족들은 잘 모른다. 교수 둘 이상이 이렇게 철저하게 환자의 출산에 노심초사한다는 것을.

서울 집에 전화를 걸어 사정을 얘기하고 주말에는 S시에 있기로 했다. 이런 주말에는 멀리 가지도 못하고 동료 교수들과 술 한 잔 기울이는 것도 하면 안 된다. S시에 있는 집은 주말을 보낼 만한 곳이 아니라서 나는 연구실에 가서 미뤄 놓은 논문을 쓰기로 했다. 이 교수도 마찬가지였다. 고맙기도 하고 미안하기도 했다.

내가 주말에 대기하고 있으니 이 교수가 일요일 저녁에 식사를 챙겨 주겠다고 전화했다. 나는 바쁘다는 핑계를 대며 그의 호의를 정중히 거절했다. 그에게도 가족이 있고, 주말은 가족들에게 매우 소중한 시간이기 때문이다. 덕분에 몇 달째 진전이 없던 논문 한 편을 끝낼 수 있었다. 나는 논문을 끝낼 수 있게 해 준 이 교수와 그 산모에게 고마웠다. 다행히 주말은 아무 일 없이 지나갔다. 산모와 협의해 출산일은 37주 3일째 되는 수요일로 잡았다.

화요일 정규 일정을 마치고 연구실에 들어왔을 때 동료 의사에게서 문자가 왔다.

「권 교수, 오늘 저녁 식사는 삼산동 ○○일식집. 오후 7시예요. 늦지 않게 오세요.」

지역 병원 원장들과 저녁을 같이하는 자리였다. 모처럼 오랜 친구 같은 사람들과 함께였다.

"권 과장이 S시에 오고 나서 S시의 산부인과가 많이 변했어요."

S시 산부인과 의사협회 회장인 B원장이 말했다. B원장은 S시에서 개업한 산부인과 의사로, 나보다 일곱 살 위였지만 전문의 동기였다. 서로 전공의 시절 파견 근무를 통해 교류하면서 막역해진 사이였다.

"권 교수가 전공의로 파견 올 땐 전혀 몰랐는데, 교수로 S시에 온 뒤부터 A대학교 병원 산부인과 평이 아주 좋아졌던데."

나의 전공의 선배라서 은근히 말을 놓는 E원장의 말을 B원장이 거들었다.

"에, E원장님. 대학병원이 이곳 환자들에게 매우 인지도가 높고 치료 만족도도 높다는 소문이 자자하네요. 그래서 부인과 수술을 하는 병원들에서 불만이 좀 많은가 봅니다. 환자가 다 대학병원으로 간다고 말입니다. 하하."

내가 웃으며 말했다.

"얼마 전에 E원장님께서 수술하다가 유착이 심해서 수술을 중단하고 저희에게 보내셨던 환자는 다음 날 마취과와 협의해 재수술을 진행했고, 잘 끝났습니다. 종양은 후 복막 근종으로 보여서 악성 종양은 아닐 듯해요. 나중에 조직 검사를 확인해야겠지만요."

"아! 권 과장. 그렇잖아도 그 환자 보내고 걱정 많이 했는데 다행이네요. 하하."

내일 수술을 위해 술은 자제해야 했다. B원장은 섭섭하다고 하면서도 이해해 주었다.

"내일 중요한 수술이 있나 보군. 알겠어. 그럼 오늘은 나만 달려 보기로 하지."

혼자 빈 잔을 채우는 B원장을 말렸다.

"B원장님. 제가 다음에 한잔 살 테니, 오늘은 가볍게만 드시죠. 그나저나 오늘 하실 말씀이 있다고 하셨는데…."

말이 끝나기도 전에 B원장이 조심스레 말을 꺼냈다.

"권 과장! 지금부터 오해 없이 들어주길 바라네. 우리는 연결 고리가 있어서 비교적 편하게 얘기할 수 있는데, 다른 원장들은 그렇지가 않은가 봐."

"편하게 말씀하세요."

"권 교수가 과장으로 부임한 지 이제 4년 차인데, 전국적으로 산부인과가 많이 힘들다네. 출산율도 저조하고, 도시 산업이 위축되어 S시에 젊은 근로자의 유입이 줄어들다 보니 도시 경제나 병원 경제가 다 힘들어졌지."

"네. 대학병원에서도 같은 분석이 나와서 이미 알고 있습니다만…."

"그런데 S시 환자들이 다 대학병원으로 몰려가면서 기존 S시 산부인과 병원의 치료에 대한 불만도 많아졌다네. 그래서 개인병원들이 많이 힘들어한다고. 그러니 대학병원에서 진료하는 환자들에게 지역 병원 치료에 대한 평가를 좋게 해 달라고 얘기 좀 해 주면 좋겠네. 여기는 지역이라서 소문도 금방 나고 한번 소문 나면 병원이 쉽게 타격을 입거든."

나는 내 생각을 편하게 얘기하기로 했다.

"지역 병원들의 치료 수준차가 크다면 그 차이를 줄이는 노력을 해야 하는 것 아닐까요? 제가 어떻게 할까요? 대학병원의 치료 수준을 낮추면 환자들은 다시 서울의 병원으로 가게 될 테고, 대학병원 치료 수준을 지금처럼 유지하면 지역 병원이 힘들다고 하면서 대학병원으로 수련받으러 가는 것도 그만둘 테고. 그럼 어쩌죠?"

"알겠네. 그럼 S시 산부인과 지회 모임에서 이 안건을 다시 의논해 보겠네."

B원장은 웃으며 내 잔에 술을 따랐다. 술잔을 비우고 대리 운전을 불러 관사로 돌아왔다. 그렇게 보낸 화요일은 어느

화요일과 같지 않았고, 꽤 낡아 보이는 오래된 S시의 화요일이었다.

다음 날 나는 오전 수술을 마친 뒤 점심 시간대에 이 교수의 제왕 절개 수술이 예정되어 있는 수술방으로 갔다. 모두들 긴장된 표정으로 수술방 안에서 제자리를 지켰다.

너무나 아팠다

2015년 9월 나는 여행용 케리어를 끌고 곽 임상 강사와 함께 비행기와 버스를 갈아타고 S공항에서 김포공항으로, 김포공항에서 인천국제공항으로 왔다.

"비행기 출발 시간까지는 얼마나 남았지?"

"2시간 정도 남았습니다. 교수님."

"일단 체크인하고 짐 먼저 부치고 나서 출국 심사를 받도록 하지."

헝가리로 가는 비행기 편은 터키항공이고 좌석은 프리미엄 이코노미였다. 이코노미석과 비즈니스석 사이에 존재하는 좌석으로, 항공사마다 서비스가 조금씩 다른데 터키항공의 프리미엄 이코노미석은 매우 만족스러웠다. 좌석 앞쪽 다리를 뻗을 공간도 넓었고, 의자 폭도 넓어서 옆사람에게 신경 쓸 필요가 없어서 국내선 비즈니스석보다 더 좋았다.

"곽 선생. 이거 괜찮은걸."

"네. 제가 사전에 확인하고 예약했는데, 실제로 타 보니 더 좋은 것 같습니다. 하하."

곽 선생의 탁월한 선택을 칭찬했다. 그러나저러나 나는 벌써 헝가리에서 발표할 연구 자료를 생각하느라 긴장감이 몰려왔다. 이번에 곽 교수와 나는 구연 발표 두 개와 포스터 발표가 채택되어 학회의 지원을 받아 발표하러 가는 중이었다. 나는 해외 탐방 경험이 그리 많지 않은데다, 헝가리는 처음이었다.

우리는 헝가리국제공항에 도착해 짐을 찾은 뒤 부다페스트에 있는 숙소로 향했다. 곽 선생은 2015년에 D병원 산부인과 전공의 과정을 수료하고 성격이 온화한 분이었다. 곽 선생과는 D병원 산부인과에서 전공의를 하던 중 S시로 파견 근무를 와서 맺은 인연이었다. 그는 부인종양학을 세부 전공으로 택해 내가 있는 A대학교 병원 산부인과에서 부인종양학을 공부하고 싶어 했다. 주변에서 다들 만류했는데도 S시로 내려온 곽 선생의 행보는 매우 드물고도 파격적이었다. 의사들 대부분은 S시에 오기를 꺼렸고, 서울의 상위 5대 병원에서 경력을 쌓는 것을 최고의 선택으로 생각하기 때문이다. 나는 곽 선생이 다른 사람들과 전혀 다른 선택을 하게 된 진심을 알고 싶었다.

"곽 선생. S시에서 임상 강사로 부인종양학 세부 전문의 과정을 하려는 이유가 뭔가?"

"네. 저는 교수님께 배우고 싶었습니다. 교수님이 서울에 계셨다면, 저는 서울로 갔을 겁니다."

난 그만 할 말을 잃고 말았다. 나를 믿고 찾아온 젊은 곽 선생의 미래를 위해 내가 좀 더 신경 쓰고 잘 이끌어 줘야겠구나, 생각했다.

숙소에 짐을 푼 뒤 저녁을 먹기 위해 근처 음식점을 찾았다. 우리는 파스타가 주 메뉴인 레스토랑에서 식사를 하고 부다와 페스트를 나누는 도나우강 강변 길을 걸어서 호텔로 돌아갔다. 발표일은 우리가 도착한 다음다음 날이었다. 한국에서 미리 발표 준비를 해 왔기 때문에 불안한 마음은 적었지만, 곽 선생은 해외 구연 발표가 처음이어서 은근히 신경 쓰였다.

"곽 선생! 너무 긴장하지 마. 한국에서 발표하는 거랑 똑같아. 그리고 발표 후에 질문자가 있으면 내가 답변을 지원할 테니 편하게 준비해."

곽 선생은 그래도 긴장되는 듯 애써 어색한 웃음을 지어 보였다.

시차 적응은 항상 현지에서보다 한국에 돌아와 2주 정도

멍때리기, 불면증 등으로 고생한 뒤에야 해결되기 때문에 헝가리에서는 흥분과 즐거움으로 별로 힘든 줄 모르고 여기저기 기웃거렸다. 다음 날 학회장에 등록하면서 한국에서 온 교수진 대여섯 명을 만났다. 예전에 L병원 난임센터에 근무했던 산부인과 교수와 그 제자, 연구원 들이었다. 잠시 서로 근황을 나누고, 예전 추억을 양념삼아 대화하며 친근감을 보였다.

"잘 지내시죠? 권 교수님 떠나시고 많이들 그리워했어요. 그 이후로 많은 교수가 이직했어요."

"네. 저도 옛 동료들이 그립네요. 현재는 S시에 있어요. 잘 지내려고 노력한답니다. 하하."

"저희 포스터 발표가 있는데, 권 교수님은 어떤 주제로 발표하시나요?"

"네. 저는 그동안 연구한 선근종 환자 치료 결과 발표와 제 수술 기법에 대한 연구까지, 구연 발표 두 개와 포스터 발표 두 개가 있어요."

"L병원에서 시작한 선근종 연구를 계속하고 계시네요."

"네. 아직 미미합니다만. 처음하는 일이라 어렵지만 연구 결과가 좋다면 훗날 많은 의사가 관심을 가지고 따라 할 테고, 그러면 제 역할도 커지고 환자들에게도 선택할 수 있는 치료법이 다양해질 테니까요. 그리고 교수님 진료 분야인 난임환자들에게도 커다란 희망이 생기지 않을까 싶어요."

"전 L병원에서부터 지금까지 쭉 권 교수를 응원해 왔습니다. 발표 잘 하시고 나중에 좋은 소식 전해 줘요. 모처럼 타국에서 보니 정말 반갑네요. 좋은 시간 보내세요."

"네. 교수님도 좋은 시간 보내세요."

곽 선생은 레지던트를 졸업하고 전문의 첫 해에, 그것도 국제학회에서 처음으로 구연 발표를 하는 것이라서 많이 긴장했다. 잘 모르는 사람들은 못 느낄지 모르지만, 내 눈에는 너무 잘 보였다. 내가 아무리 말해도 소용이 없는 것 같아서 결국 극약 처방을 하기로 했다. 나는 발표 한 시간 전에 바깥 테라스로 나가서 대본을 열심히 외우고 있는 곽 선생에게 아이스커피 한 잔을 건네며 물었다.

"준비 다 했어?"

대답이 없었다. 너무 집중해서 발표 대본을 보느라 들리지 않는 것 같았다.

"곽 선생. 내 말 들려?"

"네. 네. 교수님. 커피 감사합니다."

곽 선생은 다시 대본으로 눈을 돌렸다. 비행기 안에서부터 보고 있던 대본이었다. 내가 손으로 대본을 막으며 말했다.

'곽 선생. 내 말 들어 봐. 자네는 발표할 때 가장 중요한 게 뭐라고 생각하나?"

"네? 발표를 잘해야겠죠."

"왜 잘해야 하지?"

"그야 교수님의 연구가 세계인들에게 전달되는 자리니까요."

"난 그런 거 관심 없어. 어차피 연구 결과는 논문으로 출판될 테니 세계인들이 보고 싶을 때면 언제든지 볼 수 있어. 자네가 발표를 잘하든 못하든 연구 결과는 달라지지 않을 거란 말일세. 이 자리는 곽 선생을 위한 시간이야. 난 곽 선생이 이런 경험을 해 보기를 바랐고, 이 경험이 곽 선생의 미래에 소중한 자산이 될 거라고 확신해. 지금은 그냥 쇼 타임이야. 곽 선생이 두려움을 버리고 즐기는 자리란 말이야. 나는 자네가 발표를 잘하기보단 이 시간을 즐기고 값진 경험을 얻길 바란다네."

진심이었다. 나는 오늘의 경험으로 곽 선생이 세상을 바라보는 관점이 좀 더 여유로워지고 넓어지길 바랐다.

"곽 선생. 틀려도 좋으니 날 믿고 즐기고 또 즐기는 자네만의 쇼 타임을 만들어 보게."

나는 40분 정도 남은 발표 시간까지 포스터 발표를 관람

한 뒤 먼저 발표장에 가서 곽 선생을 기다렸다.

조교수 발령을 받은 2008년부터 나는 여행 시간이라곤 잠깐도 없는, 오로지 발표만을 위한 빡빡한 일정으로 1년에 한두 번씩 혼자서 발표 자료를 들고 미국, 유럽, 동남아 등을 돌아다녔다. L병원 조교수로 발령받았을 때는 병원 측에서 재정적으로 어렵다면서 해외 발표 지원을 대폭 줄였다. 그해부터 나는 어떤 신념에 꽂혀서 해마다 혼자서 해외로 발표를 하러 다녔다.

지금도 마찬가지지만, 당시 국내 학회는 교수들의 실력과 능력을 중심으로 학회 활동을 지원한다면서도 연구 지원은 하지 않았다. 학회는 회원들의 회비와 성원으로 존재하는 것이고, 학회장과 그 임원들은 회원들에게 앞선 의료 지식과 효율적인 의료 관리를 위해 노력해야 한다. 그와 더불어 회원들의 복지와 국민 건강 증진을 위해 정부와의 협의에도 많은 노력을 해야 한다. 그래서 외국 유명 교수라도 국내 회원들에게 필요하다면 학회 차원에서 접촉해 봐야 한다. 그런데 실제로는 이것이 이상적 관념일 뿐이다. 학회는 특정 학교 출신들의 동문회였고, 학회 회장과 임원은 회원들의 의지와는 상관없이 이미 이탈한 명예회장들이 선출했다. 게다가 회장은 자기 사람들을 보직 임원으로 선출해 놓고 임기 내내 그들만의 리

그에서 축하 파티를 한다. 회장이 되려는 사람도 회원들의 목소리에 귀 기울일 필요가 없다. 나이 지긋한 원로 이사들에게만 좋은 평가를 받으면 되기 때문이다. 그들 대부분은 동창들이다 보니 기회의 균등은 없다. 학회 발표의 강연자도 그들만의 룰에 따라 선정한다. 그해에 달성한 유명 업적이나 실력에 대해 공신력을 가지고 평가하는 것도 아니다. 회원들에게 정말 도움이 되는 강연을 준비하는 것도 아니다. 심지어 주제까지도 그들이 정해 주니 그 주제와 아무 상관이 없는 발표자는 어쩔 수 없이 인터넷 자료를 뒤져 남의 지식을 정리해서 발표할 정도다.

조교수 발령이 나고 내게 맡겨진 학회 강연은 매우 초보적인 해부학 구조 발표로, 골반 임파절의 해부학적 접근에 관한 설명이었다. 발표를 시작하면서 사람들과 인사를 나누고 뒤풀이 자리에서 술잔을 돌려 가며 얼굴을 알리는 기회가 생겼다. 그것도 당시 L병원 산부인과가 서울에서 떨치고 있는 유명세의 영향력 덕분에 가능한 일이었다. 만약 그때 내가 지방 병원에 있었다면 그런 기회는 좀체 찾아오지 않았을 것이다. 학회 발표를 맡기 시작해 회원들과의 만남이 잦아질 무렵, 나는 문득 나 자신을 돌아보게 되었다. 한 가지 사건 때문이었다.

○

30대 중반의 한 여성이 외래 진료실 문을 열고 들어왔다.

"안녕하세요? 교수님."

"네. 어떤 일로 오셨나요?"

"제 자궁에 혹이 있다고 해서요…."

"음, 그렇다면 진찰을 해 보죠. 결혼하셨나요?"

"아니요."

환자 차트를 보니 미혼이었고, 개인병원에 들렀다가 소견서를 받아 찾아왔다고 했다. 환자의 복부는 만삭의 임산부 배가 연상될 만큼 부풀어 있어서 촉진만으로도 딱딱하고 둥근 성인 머리보다도 큰 덩어리가 고착되어 있다는 소견을 보였다. 주변에 복수까지 가득 차 있다 보니 부피가 더 커져서 만삭의 임산부보다도 배가 더 불러 보였다. 복부 초음파를 통해 확인해 보니 자궁의 거대 혹으로 보였다. 주변 관계도 살펴보고 혹의 정체가 악성 암일지 양성 혹일지를 확인하기 위해서는 자기공명 영상인 MRI 촬영이 필요했다. 나는 종양 표식자 혈액 검사를 지시한 뒤, 환자에게는 검사 결과도 확인하고 진단에 대한 설명을 듣기 위해 일주일 뒤에 외래로 오라고 말했다.

신임 종양학 조교수로서 너무나 확연히 큰 부인종양을 진단한 것에 깊은 인상이 남았다. 자궁 육종일 가능성이 매우 높다고 보고 환자에게 어떻게 설명할지를 고민하면서 일주일을 기다렸다. 환자는 오지 않았다. 나는 궁금하고 걱정돼서 외래 간호사에게 전화를 걸어보라고 했다. 통화한 결과, 환자는 D병원으로 치료받으러 갔다고 했다. 다행이었다. 치료를 받으러 큰 병원으로 갔다니 말이다. 그런데 뭔가 쓸쓸했다. 왜 그 병원으로 갔을까? 내가 충분한 신뢰를 주지 못했나? 아니면 이 병원 이미지가 암 수술을 잘 못할 것 같아서? 아니면 D병원이 워낙 유명하니까? 어떻게 생각해도 위축되었다. 이런 식이라면 내가 이 병원에서 전공인 부인암 치료를 제대로 할 수 있을까. 가슴이 먹먹했다.

그런 뒤 2주쯤 지났을 때였다. 오전 수술이 늦어져서 점심 시간을 놓쳐 버린 김에 커피 한 잔을 들고 진료실 책상 앞에 앉았다. 오후 진료 시작 5분 전이어서 외래에서의 진료 전쟁을 준비하고 있을 때 간호사가 난처한 얼굴로 들어왔다.

"교수님! 예약 환자가 아니라서 당일 접수하고 기다리라고 했는데도 진료 시작 전에 교수님을 꼭 뵈어야 한다고 고집하시네요."

"누구신데요? 무슨 일로?"

"네. 그게… 전에 복부 종양으로 검사하자고 했는데, D병원으로 가셨던 그 환자분이요."

누군지 나는 너무나 잘 기억한다. 지금의 날 다시 돌아보게 해 주었던 바로 그 환자였다.

"들어오시라고 하세요."

문 밖에서 간호사가 하는 말이 들렸다.

"외래 전이라 특별히 교수님의 허락을 받아서 들어가시는 겁니다. 예약 진료 환자들에게 피해가 가지 않도록 시간을 엄수하셔야 해요. 진료가 시작되면 곧바로 나와 주셔야 합니다."

"네."

환자는 언니로 보이는 보호자와 함께 들어왔다.

"어쩐 일이세요? D병원으로 가셨다고 들었는데요."

"네. 갔었습니다. 그곳에서 MRI 촬영도 하고, 검사도 다 했어요. 거기서 자궁 육종일 가능성이 높다고 자궁 적출만이 아니라 추가 검사인 펫시티(PET-CT) 핵의학 검사까지도 진행해야 한다고 하네요."

"네. 그러셔야죠. 그런데요?"

"담당 의사는 조 교수라는 젊은 여교수였고, 추가 검사를 위해 입원하고 수술은 그 뒤에 결정할 거라고 말했어요. 그런데 점점 예후가 나쁜 암에 대한 얘기만 하시고 치료 얘기는 잘 안 하시더라고요. 그래서 물었어요. 치료하면 잘 살 수 있냐고요? 그랬더니 아무 대답을 안 하시는 거예요."

그녀의 언니가 말을 이었다.

"동생이 자꾸 선생님이 더 믿음이 간다는 말을 하길래 제가 데려왔어요."

"그렇군요. 방금 말씀하신 D병원 조 선생은 제 후배이기도 합니다. 잘할 거라 믿습니다."

"아뇨. 그냥 선생님이 제 동생 좀 치료해 주세요."

"…알겠습니다. 일단 입원하고 추가 검사 진행되는 대로 치료 계획과 진행 사항을 설명해 드리죠."

환자는 다음 날 입원했고, 수술 전 검사를 모두 마치고 수술실이 여유 있는 날을 골라서 날짜를 잡았다. 수술은 일주일 뒤였다. 환자에게는 자궁 적출은 물론이고, 필요하다면 주변 기관까지도 적출할 수 있다고 설명한 뒤 너무 걱정하지 마시라고 안심시킨 다음 퇴원 조치를 했다.

조 선생은 D병원 산부인과 1년 후배로, 조교수로 발령받기 위해 전공의 수료 이후 줄곧 D병원 부인종양학 팀에서 4년 정도 근무하고 있는 친구다. 하지만 결국 교수 발령을 받지 못했고, 훗날 높은 연봉을 받으며 1차 진료를 하는 개원가(開院街) 봉직의, 즉 월급의사(pay doctor)로 취직했다.

그날은 연구실에서 환자의 검사 결과를 천천히 살펴보

면서 자궁 육종의 치료 전략도 확인한 뒤 늦은 시간에 퇴근했다. 자궁 육종은 매우 드문 질환이지만, 전공의 시절이나 군전역 이후 임상 강사로 2년간 D병원에서 근무했을 때 가끔 접했고, 그 치료 과정도 직접 경험했었다. 다만 그때와 다른 것은 이번 환자의 종양 크기가 너무나 크고 복수도 상당히 많이 차 있다는 점이었다. 육종을 교과서적으로 설명하자면, 예후가 매우 좋지 않고 항암제도 잘 듣지 않는 질환이다. 그러나 병기 초기에 발견되는 것이 대부분이고, 초기 병변일 경우 수술로 제거하고 나면 예후가 매우 좋다.

일주일은 금방 지나갔다.

"환자분, 잘 쉬다 오셨어요? 내일이 수술인데 너무 불안해하지 말고 푹 주무세요."

"어제는 잠을 한숨도 못 잤어요. 불안해요. 선생님! 암일까요? 아닐 수도 있죠?"

"내일 수술로 확인할 거예요. 물론 좋은 결과를 기도하겠지만, 어떤 결과가 나오더라도 최선을 다할 생각입니다."

"……."

환자는 말이 없었다.

병실을 나와서 다시 한번 환자의 검사 결과를 살펴봤다. 주변 장기나 먼 거리에 있는 장기에도 전이되지 않았고, 단지 복수와 큰 자궁이 복벽에 붙어 있는 유착 정도가 문제였다. 오늘은 집으로 퇴근하지 않고, 연구실 소파에서 잠을 자기로 하고, 내일 수술을 위한 체크를 마무리했다.

다음 날 아침은 상쾌했다. 오전 8시부터 시작한 수술은 오후 2시까지 이어졌고 모두 무난히 마쳤다. 그렇게 네 건의 수술을 마치고 마지막으로 미뤄 놓은 그 환자의 수술을 시작했다. 중심 혈관을 잡느라 수술 전 마취 시간이 길어져 메스로 복부 절개를 시작한 것이 3시 30분경이었다. 절개선을 치골 직 상방에서 복부 정중앙 배꼽을 향해 그었고, 종양 크기가 커서 절개선을 확장하기로 하고 배꼽을 우회해 선을 명치까지 확장했다. 그런 뒤 출혈이 있는 가는 혈관들을 찾아 지혈하고, 근막을 갈라 복막을 열기로 했다.

그러나 큰 종양 덩어리가 개복선을 그어야 할 복막을 녹여 유착되어 있는 상태라서 복막을 절개하면 그대로 종양 속으로 들어가게 되어 있었다. 그래서 종양에 녹아 있지 않은 좌우 측면 복막을 찾아 들어가야 했다. 거의 옆구리에 가까운 위치였다. 확인을 위해 중앙 복막을 절개하는 순간, 엄청난 양의 피가 울컥 쏟아져 나왔다. 종양 자체의 비대한 혈관이 메두사의 머리처럼 종양 외곽을 둘러싸고 있었던 것이다.

"마취과! 출혈이 심합니다. 확인해 주세요."

"네. 미리 수혈할 혈액을 준비해 놨으니 염려 마세요. 출혈을 잡을 수 있죠?"

"하고 있습니다만…."

수술 시야가 좋지 않았다. 수술 조력자들의 손을 빌려 막고 있게 한 뒤 옆구리까지 직복근을 잘라 안정된 복막 위치까지 바르게 가위질을 했다.

"뭐하는 거야? 꽉 눌러. 더 눌러. 피 나는 거 막으라고!"

긴박한 상황에 나도 모르게 소리가 높아졌다. 수술 조력자들은 아무 말없이 두 손으로 출혈 부위를 누르고 있었다. 출혈이 있는 혈관이 너무 비대해서 잘못하면 수술실 침대에서 사망할 수도 있겠다는 생각이 들었다. 최대한 빨리 비어 있는 옆구리 공간으로 들어가서 골반혈관을 찾아야 했다.

복부 대동맥은 골반에서 두 가지로 나뉜다. 하나는 다리로 향하는 동맥이고, 또 하나는 직장, 방광, 자궁으로 공급되는 혈관인 내장골동맥(internal iliac artery)이다. 이 동맥은 다시 방광동맥, 자궁동맥, 직장동맥으로 갈라진다. 드디어 그중 자궁동맥을 찾았다. 이 메두사 머리의 근원지가 자궁이니 이 자궁동맥이 바로 저 종양 혈관의 엄마인 셈이다. 그러나 공간이 너무 좁았고 출혈이 많아서 혈관을 찾기가 쉽지 않았다.

'해내야 한다. 그래야 환자가 산다. 지금은 수혈로도 출혈량을 따라잡기 어렵고, 아직 종양을 제거하지도 못했다.' 한 시간이 하루 같았다. 난 최대한 수혈할 시간을 벌기 위해 출혈 부위에 젖은 포를 덮고 꽉 누르면서 평정심을 되찾았고, 다시 깊은 숨을 쉬며 해저로 향하는 잠수부처럼 저 깊은 곳의 혈관을 찾아 들어갔다. 마취과의 움직임은 분주했고 전화로 도울 인력을 요청하느라 시끄러웠다.

"여보세요. 여기 9번 방이에요. 지금 급해요. 공급된 혈액을 짜 줘야 하는데 손이 모자라서요. 오실 수 있는 사람 있으면 어서 보내 주세요."

난 시선을 고정한 채 이 긴박한 시간을 멈추고 싶었다.

"썩션해! 디버! 당겨."

그리고 난 찾아냈다!

양쪽을 혈관 겸자로 막자 잠시 뒤 출혈이 드라마틱하게 줄었다. 나는 수혈을 통해 혈압이 안정되기를 기다린 뒤 자궁 적출을 시행했다. 출혈 부위를 지혈하고 배액관을 삽입하고 절개한 복부를 봉합했다. 드디어 급박했던 수술이 모두 끝났다. 시계바늘이 밤 9시를 가리키고 있었다. 환자를 집중치료실로 옮겨 밤새 집중 관찰하기로 했다. 환자의 자궁 종양은 단순히 복막에 유착된 것이 아닌, 복수를 과량 생산하면서 골반을 넘어 복부 주변으로까지 침투 중이었다. 나흘 뒤 이 종양은 조직 괴사와 분열이 강한 육종으로 판명되었다. 회복되는 대로 항암 화학약물 치료를 진행해야 한다.

집중치료실에서 이틀 만에 일반 병실로 올라온 환자는 회복이 아주 빨랐다. 병동을 잘 걸어다녔고 식사도 잘했다. 무엇보다 쏙 들어간 배가 무척 마음에 드는 모양이었다.

"교수님, 안녕하세요. 좋은 아침이에요. 저 몸무게가 5킬로그램이나 줄었어요. 몸이 가벼워서 기분이 좋아요."

수술 후 나흘째 되던 날 병동 복도로 마중 나온 환자의 목소리가 밝았다. 나도 기분이 좋았다. 무엇보다 힘든 수술 후에 잘 회복하고 있다는 게 너무 고마웠다. 하지만 이제 곧 환자에게 조직검사 결과 암이었다는 충격적인 소식을 전하고 항암 치료도 해야 한다는 말을 전해야 한다. 부담감 때문인지 편하게 웃을 수만은 없었다.

"네. 무척 날씬해 보여요. 하하. 안색도 좋네요."

그래도 방긋 웃는 환자를 보니 마음이 한결 가벼워졌다.

그 뒤 조직 검사 결과를 알게 된 환자와 보호자는 결과를 받아들이고 항암 치료를 받기로 동의했다. 수술 후 15일 되는 날부터 육종 치료제 항암 화학요법을 4주 간격으로 6회 실시

하기로 한 뒤 입원해 있는 동안 1차 항암 주사를 맞고 퇴원했다. 그리고 4주가 지나 두 번째 항암 치료를 위해 다시 병원을 찾았다. 항암 화학요법 치료 전 평가를 진행해서 적합성을 확인한 뒤 두 번째 항암 치료도 수월하게 진행했다.

    그런데 퇴원 2주 만에 환자가 급격한 복부 팽만 증세로 응급실을 찾았다. 응급실에서 촬영한 복부 컴퓨터 단층 촬영(CT) 결과 복수가 발생했고, 배 안 장기 여러 곳에 암세포가 작은 덩어리로 재발했다는 것을 확인할 수 있었다. 입원하도록 조치하고 복수를 빼서 배를 편안하게 해 준 뒤 지금 쓰고 있는 항암제가 전혀 듣지 않는 상황을 부인종양학 교수들에게 공유하고 치료 전략을 협의했다. 회의 결과에 따라 2차 약물을 사용하기로 결정하고, 환자 상태가 어느 정도 회복된 뒤에 항암제를 투여했다. 하지만 투여 후에도 환자 상태는 점점 더 나빠졌다. 결국 악화 속도가 너무 빨라 더 이상 항암 치료를 진행하지 못했고 환자는 결국 생을 마감했다. 임종 얼마 전 환자는 집으로 가서 쉬면서 남은 시간을 정리하겠다며 자의 퇴원을 했고, 일주일 뒤에 찾아온 환자의 언니가 환자의 마지막 말을 전해 주었다.

    "동생이 그동안 자신을 치료해 주셔서 감사했다고, 선생님께 말씀 전해 달라고 했어요."

언니는 말끝을 흐리며 눈시울을 붉혔다. 잠시 후 휴지로 눈가를 훔치며 다시 말을 이은 언니의 말은 이랬다.

"교수님. 그동안 제 동생 옆에서 진심으로 치료해 주신 마음, 너무 잘 압니다. 너무 감사합니다. 동생은 남자친구도 한 번 사귀어 보지 못한 아이였어요. 그런 아이가 선생님이 참 따뜻했다면서 웃더라고요. 그리고 그 말을 한 날, 하늘나라로 갔어요."

난 입술을 꽉 깨물었다.

"선생님은 좋은 의사가 되실 거예요. …그럼 저는 이만 가 보겠습니다."

나는 그날 내가 어떻게 병원 근무를 마쳤는지 지금도 잘 기억이 안 난다. 밥맛이 없었고, 의사도 싫었다. 초점 없는 눈으로 일주일을 보냈다고, 나중에 누군가 말해 주었다. 사실 그날 나는 환자의 언니가 나가고 난 뒤 조용히 연구실로 돌아와서 엉엉 소리 내어 울었다. 엄마 품에 안겨 한없이 우는 어린아이와 같은 마음이었다. 병원 일이 제대로 손에 잡히지 않았다. 며칠 동안 내가 진료를 했는지 수술을 했는지 잘 기억나지 않았다. 일을 그만두고 싶었다. 일주일 뒤 나는 사직하기로 마음먹었다. 그러자 부인종양학 교수들은 말을 아껴 가며 사직하겠다는 내 생각을 바꿔 주었고, 며칠을 더 쉬었던 기억이 난다.

나는 매일 밤 천장만 응시하다가 지쳐서 잠들곤 했다. 그러다가 문득, 정말 좋은 의사가 되어야겠다, 내가 진정 원하는 게 그거였구나, 그 환자가 내게 해 주고 싶었다는 그 말은 내가 이럴까 봐 나를 위해 해 준 말이었구나, 깨달았다.

죽음을 앞둔 사람은 어떤 마음일까? 두려울까? 아니면 초연한 그 무엇일까? 이런 질문을 하면 할수록 가슴 깊은 곳에서 내 자아가 하는 말이 들려 왔다. '그 환자분은 자신의 죽음을 받아들이면서 내 생각을 한 거야. 내가 이렇게 무기력하게 일을 그만두길 바라지 않았을 거야. 용순아! 너는 정말 너 자신이 밉지? 그 환자분에게 도움이 되길 원하지만 그분은 지금 여기 없잖아. 그러니까 너는 그 환자의 말을 지켜야 해. 결국 남는 건 그거란다.' 나는 고개를 끄덕였다. 그러고는 정말 좋은 의사는 실력 있고 따듯한 의사라는 생각이 들었다. 빨리 그런 의사가 되어야겠다고, 될 거라고 다짐하곤 나도 모르게 잠이 들었다.

그다음 날 아침은 무기력한 잿빛 아침이 아니라 햇살 가득한 천연색 아침이었다. 나는 다시 환자를 진료하기 시작했다.

○

조교수 부임 첫 해에 난 소중한 환자 한 사람을 만났고, 이별했다. 그런 나에게 학회의 편파적인 관행을 존중하면서 학회에 남아 좀 더 높고 나이 많은 분을 모시면서 내 위상을 높이고 멋진 명함을 가질 이유 같은 건 없었다. 나는 미련 없이 그 길을 버리고 나왔다. 그 뒤로는 환자를 대상이 아닌 나와 같은 사람으로 대하는 관계 만들기에 힘쓰면서 진료와 연구에 매진했다. 그리고 지금까지 한 길로만 걸었고, 그 길에서 한 번도 벗어난 적이 없다. 오래 그 길을 걸었다고 잘난 체하거나 다른 길로 갈아타지도 않았다. 오직 진료에만 충실한 의료인이 되려고 하루하루 노력한다. 규모가 큰 유명 병원을 바라보지 않았으며, 나를 필요로 하는 환자가 많은, 비교적 열악한 병원에서 내 몫을 다하려 노력한다. 국내 학회를 대하는 나의 편견이 깨지기를 바라는 마음도 크지만, 우선은 내 환자들 옆에 있는 것만으로도 나는 행복하고 너무 바쁘다.

나는 내 진료의 진실을 기록하고 싶었다. 그리고 그 기록을 논문을 통해 알리기 위해 국내가 아닌, 유럽이나 선진국의 의료인들에게 내 연구 결과를 발표하기로 나 자신과 약속했다. 그 환자와 이별하고 한 해가 지난 뒤부터 나는 그 약속을 지키기 위해 매년 국제학회에 참석하면서 일 년에 네다섯 편의 논문을 썼고, 그것들이 학술지에 개제되었다.

그렇게 시작한 나와의 약속은 4년째 이어졌고, 드디어 2015년 제자와 함께 헝가리 부다페스트에 와서 긴장한 제자의 발표를 기다리고 있다. 곽 선생은 너무 긴장해서인지 첫 발표에서는 원고를 그대로 읽었다. 발음은 아주 좋았지만, 아쉬웠다. 청중과 눈을 맞추며 발표하기를 바랐는데, 절대 실수하고 싶지 않다는 마음이 너무 커서인지 원고만 들여다보며 읽었기 때문이다. 세 명 정도가 질문했다. 세 번째 질문에는 내가 나서서 자기 소개를 한 뒤 부연했다.

한 시간 뒤 두 번째 발표가 기다리고 있었다. 나는 방금 발표를 끝낸 곽 선생에게 다가가서 잘했다고 격려했다. 다만 원고를 보지 않고 발표했더라면 더 좋았을 거라고 말해 주었다. 곽 선생은 첫 발표가 잘 마무리되어 자신감이 생겼는지 다음 발표는 원고를 보지 않고 해 보겠다고 말했다. 그리고 두 번째 발표에서는 잠깐잠깐 긴장했지만 발표를 잘 마쳤다. 질문이 많아서 첫 질문에는 내가 먼저 답변했고, 다음 질문에는 곽 선생이 답변하는 식으로 모든 순서가 잘 마무리되었다. 학회가 끝나고 저녁을 먹기 위해 학회장 밖으로 나가면서 곽 선생에게 수고했다고 격려했다. 나 혼자 왔을 때 언어가 통하지 않아 고생했던 얘기, 그 때문에 사람들이 비웃었던 얘기까지 털어놓으며 함께 긴장을 풀었다.

그 학회에서 곽 선생과 나는 최우수구연상을 받았다. 300유로의 상금도 있었다. 물론 수혜자는 곽 선생이었다. 내가 바라는 것은 젊은 제자들이 빛나는 것이고, S시라는 지역 병원에서 좀 더 합리적이고 미래 지향적인 교육과 진료, 연구 활동을 한다는 의지를 지키고 실천한 결과였다. 이 일을 계기로 제자들이 더욱 자발적으로 참여하고 관심을 가지게 된다면 대학병원에도 큰 귀감이 되리라 믿었다. 이 소식은 2015년 10월 S시의 지역신문에도 소개되었다. 학회를 마치고 돌아온 뒤 나는 치료와 연구에 좀 더 몰두할 수 있었고, 곽 선생도 좀 더 확신을 가지고 나와 함께하는 연구에 혼신의 힘을 쏟으며 노력했다. 그 이후 A대학교 병원의 연구 활동 지원이 좀 더 풍족해져서 일 년에 두 번 이상 세상에 우리의 연구를 소개하러 다닐 수 있게 되었다.

가족의 곁으로

2011년 2월, S시로 향하는 내 자동차 트렁크와 뒷자석은 몇 가지 사무용품과 옷가지, 이불 등으로 가득 찼고, 거기서 배정받은 관사는 과분했다. 관사에 가구라곤 지역 중고 가게에서 구입한 침대와 브라운관이 달린 20인치 TV, 3인용 쇼파가 전부였다. 당시엔 경제적 여유도 충분하지 않았고, 이곳을 아늑하게 꾸밀 이유도 자신도 없었다. 주중에는 그런 공간에서 건조한 생활을 하다가 당직만 아니라면 주말마다 KTX를 타고 서울에 있는 가족의 품으로 달려갔다. 집으로 가는 데는 다섯 시간 정도 걸렸다. 나는 매번 백팩을 등에 걸치고 운동화를 신고 S역까지 차를 몰고 가서 주차한 뒤, 고속기차를 타고 서울역에 도착해서 다시 지하철로 갈아타고 집 근처 역에서 내려 또 버스를 갈아타고 집으로 갔고, S시로 내려올 때는 그 여정을 거꾸로 반복했다.

다만 월요일에는 새벽 4시부터 움직여 8시쯤이면 병원에 도착했다. 이유는 한 가지였다. 가족들이 잠들어 있을 때 조용히 출발하면 가족들과 작별 인사를 하지 않아도 되기 때문이었다. 어쩌다 일이 있어 일요일 오후에 내려가면 가족들이 '잘 다녀오세요.' 하고 인사하는 소리를 듣고 나와야 해서 서울역으로 가는 동안 마음이 무거웠다. 내가 무능해서 가족들을 여기 두고 먼 곳을 오가는 것 같았기 때문이다. 아무리 기분 탓으로 넘기려 해도 다시 일요일 저녁이 되어 S시로 돌아갈 때면 여지없이 주말을 즐기는 수많은 인파 속에서 초라한 나를 발견하곤 했다. 그래서 일요일을 피해 월요일에 내려가기 시작했던 것이다. 몸은 좀 힘들어도 주말에 가족들과 못다 한 얘기도 나누고, 산책도 하고, 가끔은 부모님을 뵈러 가는 일상이 좋고 소중했다.

그런데 언제부터인지 가족들과의 대화가 줄었고, 아이들이 중고생이 되면서부터는 그저 아이들을 학원에 데려다 주는 운전사 역할만 하게 되었다. 나에겐 소중하기만 했던 주말이 가족들에게는 그저 평범하고 어색한 주말이 되어 버린 것 같았다. 교육 문제로 내가 잔소리라도 늘어놓으면 아이들은 내 말보다는 엄마 말에 더 귀를 기울였고, "아빠가 뭘 알아? 잘 모르잖아!", "내가 어떻게 학교 공부를 하고 다니는지 잘 모르잖아!"라고 말하기 일쑤였다. 그런 말이 나를 벙어리로 만들었고, 힘없이 S시로 내려가 근무하는 내내 내 삶을 후회하게 했다. 게다가 나를 더 힘들게 한 것은 엄마의 권유에 못 이겨 보낸 것 같은 아이들의 건조한 문자 메시지였다. 「미안해요. 잊어버리세요.」 나는 그런 문자로 행복해지기보다는 오히려 무언가 잘못되어 가고 있다는 위기 의식을 느꼈다.

o

 2014년 너무나 귀엽고 사랑스러운 막내가 태어났다. 나는 그해 설날부터 온 힘을 다하겠다고 다짐했지만 막내의 아빠는 이미 사십 대 중반이었다. 체력이 달려서 기본적인 육아도 힘들었고, 막내 친구들의 젊은 아빠들에 비해 저질 체력이었다. 그렇다고 막내가 또래 친구들의 아빠들보다 나이든 아빠, 무엇도 해 줄 수 없는 아빠를 두었다는 불행감으로 유년을 보내게 할 수는 없었다. 그래서 결심했다.

 매일 수영과 운동으로 근력과 체력을 기르기 시작했다. 패션에도 신경 썼다. 늙은 아빠가 되기는 싫었다. 그렇게 몇 년 동안 막내 사랑으로 노력하며 주말마다 먼 거리 출퇴근을 마다 하지 않고 열심히 살겠다는 의지를 불태웠다. 그러다가 막내가 다섯 살이 되던 해 어느 날, 퇴근 후 학원에서 공부 중인 첫째와 둘째 대신 늘 집에 있는 막내와 영상 통화를 하게 되었다.

"안녕, 대장! 아빠야."

"우헤헤."

막내는 순진무구하게 이빨을 보이며 웃어 주었다.

"대장, 아빠는 지금 집이야. 오늘 하루도 바빴단다. 그래도 대장 보고 싶어서 얼른 전화했어."

빈말이 아니었다.

"대장은 오늘 하루 어땠어?"

그런데 막내가 자꾸 전화기를 놔두고 어디론가 가 버렸다. 그러고는 제 할 일에 빠져 혼잣말만 웅얼거렸다. 아내가 막내를 재촉했다.

"아빠가 영상 통화 걸었는데, 전화기 보면서 말해야지. 그렇게 가 버리면 아빠가 우리 대장을 못 봐요."

"우 뻬뻬 라라라."

막내는 말을 꽤 빨리 시작했고 언어 능력도 뛰어났다. 그런 아이가 이상한 의성어만 되풀이했다. 그런데 그 소리가 내 귀에는 이렇게 들렸다.

"영상 통화만 하는 거 싫어요. 난 놀아 줄 아빠가 옆에 있었으면 좋겠는데, 내 아빠는 맨날 영상 통화만 해. 그래서 나 화났어요. 화난 모습 보여 주기 싫어서 전화기 안 보는 거예요."

아내에게 전화를 끊겠다고 말하고 나서 나는 썰렁한 집에서 혼자 와인 한잔을 따라 놓고 깊은 생각에 잠겼다. 어느새 2018년 봄이었다. S시에서 생활한 지도 벌써 만 7년이 넘었다. 그동안 내가 노력한 결실은 탄탄했고, 그 결과물을 누리고 살아도 부족함이 없을 것이다. 하지만 지금은 그 결실이 되려 나를 붙잡는 족쇄가 된 것 같았다.

A대학교 병원 산부인과의 입지가 안정적으로 굳어졌고, 교수들도 점차 산부인과의 업무 성과를 높이 인정하기 시작했다. 부산 영남권 최다 수술 실적과 수입, 전국에서 찾아오는 환자들의 소식도 매우 고무적이어서 자랑스러웠다. 입원하는 재원 환자 수도 평균 칠십 명, 최대로는 백 명에 육박하는 기적같은 수치를 기록했다. 이전까지는 전공의 지원 성적이 형편없는 산부인과, 특히 미달이 대부분이었던 지방 산부인과였다.

하지만 2018년 초반부터 세 명의 지원자가 인턴 생활을 시작할 정도로 위상이 높아졌다. 지역 개원가의 산부인과 의사들과의 관계도 안정적으로 형성되어 있었다. 무엇보다도 뜻깊었던 것은 2017년 개원 이래 처음으로 A대학교 산부인과 개원의를 위한 연수 강좌를 개최한 일이었다. 거기에 더해서 곽 선생의 후임으로 D병원 산부인과를 수료한 조 선생이 임상 강사로 합류하게 되면서 산부인과의 실질적인 규모까지도 탄탄해졌다.

물론 동전에도 양면이 있듯 이런 성과의 이면에는 다른 진료과의 시기와 질투가 따랐고, 기득권과의 다툼도 피해 갈 수는 없었다. 원래 진보적인 조직은 기득권에 가장 큰 부담이 되는 법이니까. 그렇다고 그들과 손잡고 같은 방향을 바라보고 가기도 좀체로 쉽지 않은 상황이었기에, 나는 거칠더라도 앞으로 나아가는 정책을 택했다. 과원들이 열정을 갖고 맘껏 일하는 산부인과를 만들고 유지하기 위해서는 과장이 보호막이 되어야 했다. 튼튼한 울타리를 치고 보수하고 유지하면서 쳐들어오는 악당들에게 한 치의 물러남 없이 싸워 주어야 했다. 직원들에게 산부인과 과장 권용순 교수란 사람은 산부인과를 위해 열정을 가지고 근무하는 상급자여야 했기 때문이다. 그렇다 보니 항상 옳고 반듯한 사람일 거라는 상상이 기정 사실처럼 되어 버려 가끔 내가 힘들어 하는 모습을 보이면 다들 놀라곤 했다.

"과장님, 무슨 일 있으세요?"

동료 이 교수가 지나가면서 인사말처럼 묻는다.

"아니, 괜찮아. 하하."

"네. 그럼 다행이고요. 혹시 저한테 하실 말씀 있으시면 언제라도 말씀해 주세요."

"알겠어. 고마워. 이 교수."

수술실을 들락거리다 보니 수술실 식구들도 묻는다.

"과장님. 어디 아프신 건 아니죠?"

"응. 아프지 않아."

골똘히 생각에 잠겨 수술실을 나가는데 또 외래 수간호사님이 묻는다.

"과장님. 안색이 안 좋아요. 외래 환자들을 조절해 볼까요? 좀 쉬시는 게 어떨까요?"

"아닙니다. 괜찮습니다."

며칠 뒤 나는 원장실에 전화를 걸었다.

"원장님 자리에 계신가요? 산부인과 과장인데 면담 신청 전해 주세요."

삼십 분 뒤에 비서실에서 원장실로 방문해도 좋다는 전화가 왔다. 잠시 후 원장실을 노크했다.

"산부인과 과장 권용순 교수입니다. 들어가도 될까요?"

"네. 들어오세요."

안으로 들어가서 소파에 앉아 있는 원장님 앞에 앉았다.

"어쩐 일이신가? 산부인과 과장님께서."

"전에 진료부원장께서 갑자기 전화해서 제 밑에 있는 O교수로 과장을 바꾸려고 하신 적이 있는데, 그 당시 제게 아무런 상황 설명이나 상의 없이 진행하셔서 제가 저항했었습니다."

병원장과 부원장은 산부인과 조직이 커지고 성과를 잘 내고 있는 것에는 만족하면서도 과장인 내가 그들 편에서 일을 처리하지 않아 무척이나 걸리적거린다고 여겼다.

몇 달 전 병원장은 과장을 자신과 친화적인 인물로 바꾸면 모든 면에서 득이 될 것으로 생각했는지, 후임자와 미리 이야기해 놓고 나와는 아무런 상의도 없이 전화 한 통으로 과장 자리를 내려놓으라고 통보했었다.

"그 일은 제가 사과드렸고, 없던 일로 하기로 하고 앞으로 2년을 더 부탁하는 것으로 얘기가 끝났잖아요. 그걸 다시 들춰서 좋을 게 없을 듯한데요."

난 원장님에게 개인적인 감정은 없었다. 다만 객관성, 공정성만은 잃지 않기를 바랐다.

"그 이야기를 다시 하자는 얘기가 아닙니다. 다만 원장단이 지금의 과장인 저를 좋아하지 않는다는 것을 잘 압니다. 그리고 그동안의 수고와 노고를 치하해 달라거나 진료과장에게 후임 과장을 추천해 달라고 하는 관례적 절차도 생략한 채, 전화 한 통으로 그만두라고 통보하신 무례함을 다시 따질 생각도 없습니다."

원장의 표정이 굳어졌고 말투에도 짜증이 묻어났다.

"권 과장! 그럼 뭣 때문에 면담까지 하자고 왔어요?"

나는 언젠가 한 번은 그 당시 그들의 치졸한 계획에 대해 면전에서 짚어 주리라 생각해 왔다. 오늘이 바로 그날이었다.

"제가 과장을 그만둘 테니 이제 원장님이 원하는 사람으로 진료과장을 임명하셔도 됩니다."

원장의 눈이 휘둥그래지더니 왼손으로 안경을 들어올리며 물었다.

"아니, 그게 무슨 말이야? 2년 더 하기로 했잖아?"

"제가 그만두겠습니다. 한 달 정도 그간 진료했던 환자와 주변을 잘 정리하고 떠나겠습니다."

"무슨 말이에요? 왜 그만둔다는 겁니까? 그럼 산부인과는 어떻게 하고요?"

"원장님께서 과장을 새로 임명하시고, 새로운 과장이 원하는 대로 병원과 산부인과를 꾸려 가십시오. 저는 이제 힘도 부치고 능력도 소진되어 그만두겠습니다."

"권 과장. 내가 뭐 서운하게 한 거라도 있어서 이러는 거요?"

"아닙니다."

하지만 속으로는 어떻게 내 앞에서 이런 말을 할 수가 있지, 싶어서 화가 났다. 그래도 일을 그르칠 필요는 없었다. 나는 다시 평정심을 지키며 말했다.

"제 개인 사정으로 이제 그만 이곳을 떠나려고 합니다. 그간 저는 모든 열정을 다해 A대학교 병원 산부인과를 위해 일했습니다. 그런 노고를 조금이라도 이해하신다면, 이제 제 사표를 수리해 주시기 바랍니다."

말을 마치자마자 나는 짧은 목례를 하고 곧바로 원장실을 나왔다. 속이 후련했다. 그것이 가족들과 함께하지 못한 잃어버린 7년, 아빠의 부재를 메우기로 한 내 결심을 실행한 첫걸음이었다. 산부인과 회의 때 교수들에게 사직서를 제출했고, 곧 떠날 거라는 소식을 전했다.

사실은 얼마 전 A대학교 전공의들과 임상 전문 간호사 8명이 함께 스코트랜드, 에딘버러로 해외 학회 발표 겸 이별 여행을 다녀왔다. 그 당시는 사직서 제출 전이었지만, 그 일정에 참여했던 전공의와 임상 전문 간호사는 대략 알고 있었을 것이다.

원장실을 나와 병원을 떠나기까지 한 달 남짓의 시간은 너무 힘들었고 너무 느리게 흘렀다. 몇 차례 열린 송별회 자리에서 이별을 슬퍼하며 우는 이들이 있어서 마음까지 힘들었다. 나에게 배우겠다고 내려왔던 곽 선생은 내년에 무난히 A대 의과대학 조교수로 발령받기로 예정되어 있었는데도 곧바로 사직서를 제출하고는 나보다 보름 정도 더 근무한 뒤 퇴직해 버렸다.

S시에서 내가 이루려던 과제는 병원의 가치가 아닌, 한 의사의 가치가 통하는 병원을 만들어 가기 위한 홀로서기였다. 나는 그 과제를 다 이루었다고 생각했다. S시를 떠나기 1년 전에 이미 그 숙제를 잘 해냈다고 판단했고, 그 이후론 내가 거기서 뭘 더 해야 할지 알 수 없었다. 산부인과는 매우 안정적이었지만 일 년 동안 전진 없는 밋밋한 행보를 계속하고 있었고, 잊고 있었던 내 가정 속 나의 부재를 더는 용납하고 싶지 않았다. 그 일 년 동안 나는 내 열정의 열매들을 내려놓고 바닥에서 살아갈 준비를 하고 용기를 내려는 갈등과 고민을 계속했다. 그리고 난 해냈다. 내 인생의 버킷 리스트 중 하나는 정상에서 박수칠 때 떠나는 것이었다. 그때가 2018년 여름이었다.

○

나는 옷가지와 짐을 싸 들고 서울 집으로 올라와 매일매일 가족들의 얼굴을 마주하고 눈을 마주치며 7년만큼 멀어진 관계를 조금씩조금씩 회복해 갔다. 돈이야 많이는 아니어도 뭘 해서라도 벌 자신이 있었다. 설마 굶어 죽기야 하겠냐, 하면서 한동안은 그냥 놀았다. 그동안 해 보지 못한 신선놀음이었다. 밤마다 아이들을 학원으로 실어나르는 운전기사로 바빴지만 마음만은 풍요로웠다. 그러다가 얼마 후 집 근처 병원에 취직해 교직 생활을 이어가게 되었다. 마침 근무 여건이 좋지 않아 빈자리가 쉽게 충원되지 않는 병원이 집 주변에 있었고, 곽 선생의 자리도 있어서 같이 일하기로 했다. 곽 선생도 집이 서울이고 출퇴근하기가 좋아서 일단 시작하기로 했다.

S시에서는 온전히 진료에만 매달리느라 여유가 없었는데 모처럼 여유로이 진료를 해 보는 것도 좋을 것 같았다. 우리는 다시 부인종양학 팀이 되어 부인과 진료를 도맡기로 했다. 환자가 많지 않았던 병원이라 별 기대가 없었고, 한 주 두 주 누구도 상상할 수 없는 한가함을 피부로 느끼고 있었다. 좀이 쑤실 정도로 환자가 없다는 것이 좋기도 했지만 영 어색하기도 했다. 주변 의사들은 그런 우리가 딱해 보였는지 잘 적응하면 한가함의 여유를 누려 보는 것도 괜찮을 거라는 말로 격려했다. 그러나 한 달 만에 산부인과 외래가 북적거리기 시작

했고, 수술 실적은 400퍼센트 이상 증가했다. 우리는 순식간에 그 병원의 유명 인사가 되어 버렸다. 내가 진료했던 전국의 환자들이 그 병원으로 몰려왔기 때문이다.

준비한 이별 여행

○

집 근처 병원으로 이직하기 전이었던 2018년 4월 우리 일행은 다시 인천공항에 집결했다. 피렌체에서 열리는 국제산부인과학회(SEUD)에 참석해 발표를 진행하기 위해서였다. 우리 팀은 구언 발표로 채택된 3개의 연구 결과를 들고 피렌체로 향했다. 복강경을 이용한 선근종 수술 연구 결과와 개복적 선근종 연구 결과, 그리고 이 둘의 비교 결과를 발표하기로 되어 있었다. 일행은 나를 비롯해 곽 교수, 그리고 임상 간호사 2명이었다. 한 명은 현재 수술방에서 수술을 전담하는 남자 간호사였고, 다른 한 명은 그의 선임으로 현재는 분만장에서 산모를 관리하는 여자 간호사였다. 남자 간호사인 최 간호사와는 2017년 일본학회 발표에 함께 간 적이 있어서 이번이 두 번째 해외 발표였지만, 그의 선임인 강 간호사와는 첫 해외 발표 동행이었다.

2015년 이후로 해외 학회 참석과 발표는 큰 의미가 있었고, 즐겁고 지식 충만한 여행이기도 했다. 전공의 선생과 임상 전문 간호사까지 참여하게 되니 산부인과 구성원들의 사기가 높아졌다. 게다가 선진 의료 지식을 습득해 과의 질적 성장을 꾀할 수 있고, 이 결과가 조직을 좀 더 우수한 조직으로 나아가는 진실한 원동력이 될 것으로 판단했다. 그런 변모와 실적은 실제 결과로도 뚜렷하게 나타났다.

이탈리아 피렌체는 두 번째 방문이었다. 2012년 가족들과 6박 7일의 이탈리아 패키지 여행으로 로마, 피렌체, 베네치아를 들렀을 때 1박을 했었다. 이번에는 피렌체에서 나흘을 지낼 예정이어서 그때보다 피렌체를 좀 더 깊이 알 수 있겠다는 기대감이 있었다.

과원들과는 오래도록 가족처럼 동거동락해 와서 공항에서 출발할 때부터 어색함 없이 편하고 즐거웠다.

"최 선생, 여자 친구 선물은 샀어?"

선배 강 간호사가 물었다.

'네. 미리 인터넷 면세점에서 구입했어요."

"작년 일본학회에 갔을 때는 엄청 사던데, 이번에도 많이 샀어요?"

곽 교수가 장난기 어린 말투로 묻자, 최 간호사가 빙그레 웃으며 대답했다.

"아니요. 하나만 샀어요. 이번 여행은 나 자신에게만 투자하려고요."

"와우."

의외의 대답에 다들 깜짝 놀랐다. 최 간호사의 여친 사랑은 일편단심, 헌신적이기로 매우 유명했기 때문이다. 두 아이의 엄마인 강 간호사는 출국 심사를 마치고 먼저 면세제품 인도장에게 갔다가 보딩 시간에 게이트에서 뵙겠다며 총총 걸음으로 떠났고, 최 간호사도 선배와 이런저런 얘기를 나누며 나란히 걸어갔다. 곽 교수도 미리 사 둔 면세품을 받으러 인도장으로 간 뒤 나는 혼자 공항 라운지로 향했다.

라운지 직원의 친절한 안내로 빈자리를 찾아 앉은 나는 무선 이어폰으로 음악을 들으면서 노트북으로 발표할 자료를 훑어봤다. 재미있는 일은 아니어도 발표를 생각하니 심장이 콩닥콩닥 뛰었다. 해외 학회 발표를 다닌 지 벌써 10년이 다 되어 가는데 아직도 이렇게 긴장하다니…. 이런 긴장감은 앞으로도 없어지지 않을 것 같아서 그냥 인정하기로 했다.

40분 정도 지나자 문자가 왔다.

"과장님, 어디세요? 저희는 면세품 인도장에서 만나 물건 받고, 같이 있어요."

내가 대답했다.

"라운지 클럽이야. 간단한 음료와 간식 먹고 있는데."

"그럼 저희는 조금 더 구경하다가 이따 출발 게이트에서 뵐게요."

"알겠어요."

한 시간쯤 뒤 출발 게이트로 가니 앞쪽에 세 사람이 보였다. 서로 다정하고 격 없어 보이는 그들을 보니 흐뭇했다.

"곽 교수, 같이 가자."

"네. 교수님."

우리는 게이트가 열리자마자 맨 먼저 들어가 둘씩 나란히 자리에 앉았다. 비행기는 파리를 경유해 피렌체로 들어갔다. 피렌체공항은 비교적 작은 국제공항이었다. 제주공항에 비하면 4분의 1 크기도 안 되는 크기였다. 렌트카 숍에 가서 미리 예약해 둔 차를 기다렸다. 예약된 차는 기어가 스틱이었다. 멤버 네 명 중 스틱 운전을 할 수 있는 사람은 나밖에 없어서 가장 나이 많은 내가 운전을 담당했다. 이십 대 때 몰았던 현대 티뷰런스를 마지막으로 계속 오토기어만 써 왔기 때문에 스틱 기어 운전은 거의 20년 만이었다. 그래도 몸이 기억하는지 처음에만 삐그덕거렸지 금세 익숙해졌다.

"와우, 과장님 멋져요. 운전 너무 잘하시네요."

그들의 아부성 발언이 나쁘지 않았다.

"고마워. 하나도 안 피곤하네. 하하."

그때 최 간호사가 끼어들었다.

"과장님. 제가 운전해야 하는데 오토로만 해 봐서… 죄송합니다."

"아냐. 난 즐거워. 음악 좀 들어 볼까?"

곽 교수는 준비했다는 듯 경쾌하고 신나는 팝송과 가요를 들려주었다. 모두 소풍 가는 아이들처럼 신나게 노래를 따라 부르며 떠들썩하게 숙소로 향했다. 숙소는 피렌체 시내에서 약간 떨어진 아파트형 건물이었다. 호텔보다 저렴하고 방도 여러 개여서 해외 단체 여행객들에게는 매우 인기 있는 숙소라고 했다. 직접 보니 기대보다 훨씬 더 근사했다. 여성들은 2층을, 나와 최 간호사는 3층을 쓰기로 했다. 화장실도 방도 욕실도 다 두 개씩이라 서로 눈치 볼 것 없이 편하게 사용할 수 있었다.

잠깐도 시간을 허비하고 싶지 않았던 우리는 짐을 풀자마자 곧바로 현지 날씨에 맞는 옷으로 갈아입고 거리로 나왔다. 당시는 봄이었고, 낮에는 약간 덥고 밤에는 약간 추워서 여행하기에는 딱 좋은 날씨였다. 먼저 인근 슈퍼에 들러 싱싱한 과일과 치즈, 고기 채소 등을 사 들고 경치를 둘러보며 숙소로 돌아왔다. 저녁에는 인근 식당을 수소문해 현지 음식을 잔뜩 시키고 맥주 한 잔을 곁들여 맛있게 먹었다. 피렌체라는 풍미가 더해져서인지 맛이 최고였다. 첫날부터 따뜻한 날씨, 맛있는 식사, 훈훈한 이야기로 채울 수 있어서 뿌듯했다. 숙소로 돌아온 최 간호사와 나는 한국에서 가져온 안주에 소주 한 잔을 기울이면서 담소를 나누었다. 소주가 참 달았다.

"최 선생. 우리가 같이 일한 지 벌써 3년이나 됐네. 자네를 면접 본 지 벌써 3년이 지났고, 지금 자네 실력은 매우매우 안정적이고 훌륭해. 이제는 우리 과에 많은 도움을 주는 든든한 기둥이 되었어."

나는 진심으로 고마웠고, 그가 대견스러웠다.

"과장님. 감사합니다. 저도 지금 근무 여건에 만족합니다. 과장님 덕분에 산부인과가 잘 크고 있고, 저도 크고 있어서… 하하, 감사합니다."

"항상 조직에서 자네를 필요로 한다는 걸 잊지 말고, 좀 더 앞으로 나아가길 바라."

사실 2018년 피렌체에서 열린 학회 발표에는 추가 설정이 있었다. 그때까지 내가 기획하고 선택해서 같이 일하게 된 동료들과 떠난 학회 일정에 참석해 보지 못한 친구들이 있었다. 나는 S시를 떠나기 전에 그들 모두와 함께 추억을 만들고 오래 간직하고 싶었다. 그들도 어렴풋이나마 나의 이런 마음을 알고 있는 듯 순간순간 말문이 막힐 때가 있었지만, 속마음을 털어놓지는 않았다. 속으로는 분명 "과장님, 혹시 S시를 떠나신다는 게 정말이에요?" 하고 묻고 싶었을 텐데 아무도 직설적인 질문 같은 건 하지 않았다.

다음날은 학회 발표 예정일이었다. 나는 핸드폰으로 발표 자료를 내려받아 중간중간 보기로 했다. 학회장까지 걸어가면서 주변을 둘러보는 여유도 부려 봤지만, 여전히 발표라는 중압감 때문에 머릿속은 발표할 슬라이드로 가득 찼다. 게다가 잘하지도 못하는 영어로 틈틈이 살펴보느라 대화에 편하게 참여하지도 못했다. 우리 일행은 학회장에 도착해서 기념 사진을 찍고 각자 발표할 위치로 향했다. 곽 교수와 나는 각각 구연 발표를 맡았는데, 각자 발표 시간이 비슷해서 같이 자리하지는 못했다.

"과장님, 발표 잘하세요. 파이팅!"

간호사들은 가벼운 응원을 보낸 뒤 각자 보고 싶은 곳으로 걸음을 옮겼다. 곽 교수의 발표는 내 발표 20분 뒤여서 나는 잠깐 자리했다가 중간에 자리를 떴다. 그리 많지 않은 청중을 대상으로 선근종 보존적 치료 결과에 관한 발표를 잘 마치고 나자 젊은 유럽인 남성이 손을 들었다.

"당신의 연구 결과 및 수술 방법은 논문과 동영상을 통해 이미 알고 있습니다. 오사다 교수를 알고 있지요? 오사다 수술 기법과 결과가 상당히 다른데, 당신의 비교 분석은 어떤지요?"

매우 핵심적이고 날카로운 질문이었다. 질문 내용으로 보아 이 분야에 대단히 관심이 많고, 이미 나를 자신의 관심 대상에 두었다는 걸 알 수 있었다. 나는 진심을 담아 평소에 해온 생각으로 답했다. 이후 간단한 질문 하나를 더 받고 답을 한 뒤 발표는 끝이 났다. 서둘러 곽 교수의 발표장으로 갔다. 발표 후 보충 질의를 지원하기 위해서였다.

곽 교수의 발표 후에는 역시나 질의가 많았다. 복강경을 이용한 자궁 선근종 수술, TOUA(일시적 자궁동맥차단술) 등에 관한 질문이었다. 곽 교수는 답변을 대부분 잘했다. 다만 자신감이 부족해 보이는 부분에서는 내가 손을 들고 대답을 보충했다. 드디어 발표가 끝나고 커피 타임이 찾아왔고, 우리는 각자 관심 있는 강의를 들은 후 조금 일찍 학회장을 나왔다.

흔히 학회 발표 여정은 발표 전과 발표 후가 완전히 다르다고들 한다. 발표 전에는 긴장 때문에 어떤 즐거움도 크게 다가오지 않는데, 발표 후에는 후련함 때문인지 무엇이든 다 즐겁다는 뜻이다. 나에게도 이 두 시간대가 완전히 달랐다. 발표를 마친 우리는 홀가분한 마음으로 그날 저녁 일행들과 두오모 성당 거리를 걸었고, 맥주와 피자, 고기와 파스타를 시켜서 배불리 먹었다. 하마터면 그 자리에서 S시를 떠난다는 말이 튀어나올 뻔했지만 우울한 분위기를 만들고 싶지 않아 입을 다물었다.

다음 날은 팀 전체가 렌트카를 몰고 멀리까지 나가기로 했다. 소형차에 네 명이 타고 떠난 곳은 피사의 탑이었다. 가는 동안 이탈리아 고속도로와 외곽도로 주행 경험을 떠들면서 설레는 마음으로 피사의 탑에 도착해 유료 주차장에 차를 세웠다.

피사의 탑으로 가는 길에는 노점상이 즐비했다. 판매하는 제품이나 행상 들을 보면 쉽게 살 것 같지 않은데, 많은 노점상이 경쟁하듯 관광객들에게 말을 걸었다. 우리는 소풍 나온 아이들처럼 이리 뛰고 저리 뛰며 연신 웃었다. 사람들은 피사의 탑을 손바닥 위에 올려놓거나 피사의 탑을 손으로 밀어서 기울어진 듯 연출한 사진을 찍었다. 우리도 안 하면 손해라도 볼 것처럼 같은 구도로 사진을 찍었다. 여름 날씨였다. 나는 소형차의 기어를 수시로 바꿔 가며 친퀘테레라는 아름다운 해변 마을을 향해 갔다.

이탈리아 북서부 라 스페치아 지방에 있는 친퀘테레는 '다섯 개의 마을'이라는 뜻을 간직한 땅이다. 즉, 리오마지오레, 마나롤라, 코르닐리아, 베르나차, 몬테로소 알 마레 등이다. 실제로 각기 개성이 다른 다섯 개의 해변 마을은 파스텔 톤의 집, 좁은 골목길, 동화 같은 포구, 그리고 소담스러운 레스토랑이 어우러져 있었다. 우리가 가장 먼저 도착한 마을은 리오마조레였다. 너무나 아름다운 마을을 걸어 다니는 것만으로도 마음이 정화되는 기분이었다.

주차할 곳을 찾다가 공영 유료 주차장을 발견했다. 두 시간 주차요금을 지불한 뒤 주차권을 뽑아 최 간호사에게 건넸다.

"차에 주차권 넣고 와. 난 이 계단으로 내려가고 있을게."

최 간호사가 차 문을 잠그고 키를 건네 주었다. 우리는 이런저런 얘기를 나누며 식당으로 내려갔다. 미리 식당 앞에 줄을 섰던 강 간호사와 곽 교수가 먼저 자리를 잡았고 최 간호사와 나도 뒤늦게 합석했다. 알록달록한 주변 건물들을 구경하면서 맛있는 식사를 하고 있을 때 메일이 도착했다는 알람이 울렸다. 최우수 구연 발표상의 주인공이라는 소식과 함께

부디 학회 폐회식 때 열리는 수여식에 참석해서 자리를 빛내주길 바란다는 내용이었다. 나는 메일을 캡처해서 팀원 단톡에 올렸다. 팀원들은 환호했고, 더욱 흥이 나서 샴페인 한 병을 주문해 기쁜 수상 소식을 안주 삼아 즐거운 시간을 보냈다. 리오마조레 마을에서 식사를 마치고 우리는 좀 더 이쁜 해변이 있는 마나롤라 마을로 향했다.

주차장으로 걸어 올라가다 보니 이탈리아 현지 경찰이 불법 주차단속을 하고 있었다. 길가에 세워진 모든 차는 주차 단속원의 레이더를 빠져나가지 못해 주차 딱지가 붙어 있었다. 우리는 이탈리아 주차 단속 딱지를 자세히 보면서 우리나라 것과는 조금 다르다고 생각하며 여유 있게 걸어 올라갔다. 우리는 공영 주차장에 주차했으니 별 걱정이 없었다. 그런데 왠지 모르게 불안했다. 수상의 기쁨이 아직 가시지 않아 기분 좋게 웃고 떠들며 주차장으로 가서 리모콘을 누르는 순간, 아까 길에서 본 불법 주차 단속 딱지가 우리 차에도 붙어 있었다.

"이게 뭐야! 왜지?"

"뭔데요? 왜 그러시는데요?"

"우리 차에도 불법 주차 딱지가 붙어 있어."

"왜요? 아까 주차 요금 내셨잖아요."

"냈지. 그리고 주차 요금 계산서는…?"

준비한 이별 여행

최 간호사가 확신에 찬 목소리로 말했다.

"분명히 계산했고, 차에다 놔뒀어요."

차 보닛을 봐도 계산서는 없었다.

"최 간호사, 없어. 계산서가."

"아, 그거요? 제가 혹시 잃어버릴까 봐 안쪽에 잘 넣어 뒀어요. 운전석 선바이저 안에요."

우리는 그만 넋을 잃고 말았다.

"그걸 보이게 둬야지 안 보이게 두면 경찰이 우리가 계산을 했는지 안 했는지 어떻게 알아?"

나는 화가 나기보단 웃음이 났다. 이런 게 여행의 별미 아닌가. 우리는 단속 중인 경찰에게 가서 상황을 설명했다. 하지만 이미 발부된 딱지는 취소하기 어렵다고 했다. 그러면서 주말 지나고 월요일에 인근 경찰서에 가서 다시 얘기해 보라고 했다. 그날은 일요일이었다. 아무리 사정해도 그들은 막무가내였다. 하지만 다음 마을로 차를 달리는 동안 우리 중에 주차 딱지 문제를 기억하는 사람은 아무도 없었다.

마나롤라를 향하는 길은 인적이 드문 시골길이었다. 눈앞에 펼쳐진 아름다운 풍광과 길가에 펼쳐진 푸른 바다를 보며 우리는 모두 와, 하고 함성을 내질렀다. 마나롤라 마을에 도착해서는 주차를 확실히 하고 가벼운 걸음으로 마을로 내려

가며 아름다운 경치를 핸드폰에 담았다. 해변을 따라 절벽에 나 있는 길을 걸었고, 그곳 카페에 들어가 맥주 한 잔을 들이켰고, 솔직한 대화를 나누며 좀 더 친밀해졌다. 나는 정작 바다에 몸을 던지지도 못하면서 바닷가에서 수영하는 사람들을 보니 부러웠다. 우리는 따사로운 오후 햇살을 만끽한 뒤 친퀘테레를 뒤로하고 숙소로 돌아왔다.

다음 날은 마지막 비행기를 타기 위해 공항으로 가는 일정만 남아 있었다. 아침을 먹고 주변 산책을 한 뒤 여유 있게 공항에 도착했다. 아쉬웠지만 충분히 쉬었고 기대했던 목적도 달성한 여행이었다. 일찌감치 수속을 마치고 게이트에서 여유롭게 기다리는데 갑자기 청천벽력 같은 안내 방송이 나왔다.

"기상 악화로 인천행 마지막 비행기가 피렌체공항에 착륙하지 못해 탑승이 취소됐습니다. 승객 여러분은 게이트 직원이나 항공사 직원에게 다음 일정을 문의하시기 바랍니다."

순간, 머릿속이 하얘졌다. 다음 날 곧바로 진료 일정이 있었기 때문이다. 우리 일행은 다음 날 아침 가기로 하고 비행기편을 확정한 뒤 병원에 문자를 보내 다음 날 일정을 미뤄 달라고 부탁했다. 그런 다음 부랴부랴 피렌체 시내 호텔을 예약했다. 방이 여럿 있는 호텔이 없어서 서로 다른 호텔을 잡앉다. 예상치 못하게 하루를 더 그곳에 머무르게 된 우리는 남은 예산을 다 써서 5성급 호텔 루프 탑 디너를 예약했다. 모처럼 해 보는 격식 있는 저녁 식사였다. 덕분에 이번 여행의 추억을 나눌 시간을 벌 수 있어 감사했다. 먹먹함을 숨긴 채 우리는 각자의 호텔로 돌아가 침대에 몸을 묻었다가 다시 공항으로 출발했다.

무사히 한국으로 돌아온 우리는 급작스레 미뤄진 병원 일정을 살피느라 시차 적응조차 할 여유가 없었다. 이제 S시에 머물 시간은 고작 두 달 정도가 남아 있었고, 내가 마지막으로 함께할 동료는 3명이었다.

O

반갑다. 우리 첫 아가

○

 2012년 여름 어느 날, 결혼 전부터 선근종으로 고생했는데 결혼 후에도 심한 생리통과 하혈이 잦아서 바깥 활동조차 할 수 없는 신세가 되었다는 환자가 찾아왔다. 30대 중반에 결혼한 부부는 신혼 같지 않은 신혼을 보내면서도 자녀를 간절히 원했다. 난임센터에 다니며 3년 넘는 동안 일곱 차례나 시험관 배아 이식술을 받았으나 모두 실패했다고 한다. 유명하다는 병원과 의사를 모조리 찾아 다녔지만 가는 곳마다 시험관 시술을 한 번 더 해 보고 그래도 안 되면 아기를 그만 포기하고 자궁 적출로 자신의 삶을 되찾으라는 말만 되풀이해서 절망스러웠다고 했다. 그러다가 우연히 인터넷 선근종 환자 카페에서 알게 된 나를 찾아왔다고.

환자는 아무 말이 없었다.

"선근종으로 오셨다고요? 아직 자녀가 없다고 적으셨네요."

"네."

"먼저 진료를 해 보겠습니다."

"네."

환자는 희망도 절망도 드러나지 않는 밋밋한 얼굴로 진료를 받아들였다. 초음파 진찰을 한 뒤 환자와 마주 앉았다.

"심한 생리통과 과다 출혈도 문제지만, 선근종 내에 이차 변성이 있어서 생리가 끝난 이후에도 통증은 지속될 것 같아요. 지금 선근종의 직경이 10센티미터가 넘어서 방광을 누르고 자극해서 소변 보는 것도 편치 않으실 것 같습니다. 불임의 원인이 선근종이라는 것은 너무나 명백한데, 시험관 시술의 성공률이 매우 낮아 보일 정도로 심한 선근종이 자궁 전체에 퍼져 있는 상태여서, 이런 상태에서는 시험관 시술의 성공을 기대할 수는 없을 것 같아요."

환자의 표정이 달라졌다. 내 눈을 응시하며 내 말에 귀를 기울이기 시작했다.

"제가 뭘 도와드리길 바라세요? 치료법이 한 가지만은 아니예요. 하지만 어떤 치료를 하든 환자와 의사의 협의는 필수입니다. 그런데 환자분께서는 지금 저한테 모든 걸 알아맞춰

보라는 듯이 아무 말씀도 하지 않으시네요."

환자가 살짝 얼굴을 숙이며 입을 열었다.

"저는 제 병을 잘 알아요. 신기하게도 방금 교수님이 말씀하신 게 다 맞아요. 저는 그걸 확인하려고 온 게 아닙니다. 저는 제 병을 치료하고 싶고, 엄마가 되고 싶어요. 하지만 다들 그게 불가능하다니까."

환자는 갑자기 흐느끼기 시작했다. 간호사가 휴지를 건넸다. 눈물을 훔치며 환자가 말을 이었다.

"교수님. 솔직히 말하면 유명하다는 병원은 다 돌아다녔어요. 이제 여기가 마지막이라고 생각하고 온 거예요. 교수님께서 발표하신 선근종 수술, 엄마가 될 수 있게 해 주는 그 수술을 제가 받을 수 있을까요? 너무 심해서 안 될까요? 솔직하게 말씀해 주세요. 저는 괜찮아요."

그녀는 담담해지려 애썼지만 눈에서는 눈물이 계속 흘러내렸다. 나는 곧바로 대답했다.

"가능합니다. 예후도 나쁘지 않을 것 같고요. 여러 차례 시험관 시술로 생긴 골반 내 유착이 있지만, 그게 수술을 못 할 이유는 되지 않아요."

내 말이 끝나기가 무섭게 그녀가 되물었다.

"제가 자궁 적출이 아니라 자궁보존술, 아니 선근종을 최대한 절제하고 자궁도 보존해서… 나중에 애기를 가질 수 있다는 말씀인가요?"

"네. 저는 적출이란 말을 꺼낸 적이 없어요. 자궁보존술이고, 임신 가능성도 높습니다. 물론 정상 자궁의 평균 임신율보다는 낮겠지만, 지금 상태에서 예상되는 임신율보다는 훨씬 높아질 겁니다."

환자의 얼굴이 환해졌다가 금세 어두워지더니 다시 물었다.

"교수님. 이 수술은 안전한가요? 위험한 수술은 아니죠? 만약 안전하다면 왜 서울에 계신 교수님들은 이 수술을 하지 않는 거죠? 무슨 문제가 있는 건 아니겠죠?"

나는 그런 질문을 받을 때마다 발끈해져서 나도 모르게 감정 섞인 답변이 튀어나온다.

"제가 안전하지 않은 수술을 권하는 의사로 보이시나요? 여기 오시기 전에 제가 어떤 의사인지는 확인 안 하셨나요? 제 논문은 읽어 보셨고요? 제가 어느 병원에서 근무하다가 내려왔는지는 아세요?"

환자의 눈이 휘둥그래졌다. 잠시 적막이 흘렀다. 이럴 땐 이런 상황이 익숙한 간호사가 슬쩍 끼어든다.

"환자분! 저희 과장님께선 선근종 환자들을 진심으로 대하세요. 진료와 수술이 너무 많아서 힘들어 하시고요. 좀 더 알아보시고 다시 오셔도 괜찮습니다."

평정심을 되찾은 내게 간호사가 살짝 눈짓을 한다. 감정을 가라앉히시라는 완곡한 권유다.

"환자분, 제가 너무 흥분했나 봅니다. 죄송합니다. 충분히 물어보실 수 있습니다. 제가 여기서 명의로 알려진 것도 아니고, 이 수술을 저만 한다는 것이 믿어지지 않을 수도 있지요. 결론적으로 말씀드리면 수술은 안전하고 위험하지 않습니다. 어떤 수술에나 따르는 위험 수준 정도라고 생각하시면 될 것 같습니다. 이 수술은 제가 연구하고 시행한 수술이며, 다른 의사들이 따라 하기에는 매우 고난도의 수술이라고 할 수 있습니다. 다른 대학병원 교수들이 환자 상태가 같은데도 적출을 선택하는 이유는 적출 수술이 훨씬 쉽기도 하고 그게 최선이라고 생각하기 때문입니다. 그 교수들도 이 수술을 쉽게 할 수 있었다면 환자분들께 치료 방법을 선택할 수 있게 했을 겁니다."

환자는 알았다고 말하고 기분이 좋지 않은 표정으로 진료실을 나갔다.

지체된 진료로 외래 진료실 밖은 대기 환자들로 가득했다. 결국 그날 진료는 종료 시간인 오후 5시를 훌쩍 지난 5시 40분에야 끝이 났다.

오후 회진을 위해 5층 산부인과 병동으로 이동할 시간이었다. 엘리베이터로 가다 말고 외래 진료가 늦어져서 고생한 외래 식구들에게 미안하다는 말을 하려고 대기실 쪽으로 몸을 돌렸을 때 아까 나의 감정을 뒤흔들었던 그 환자가 보였다. 외래 진료대에서 수술 스케줄을 알아보는 중이었다. 바쁜 척 얼른 엘리베이터로 향하는 나를 발견한 환자는 민망하게도 나에게 미소를 보냈다. 온화하고 다정한 미소였다.

나중에 들어 보니, 환자는 감정을 드러낸 내 모습에 기분이 상한 게 아니라 오히려 수술에 대한 자부심과 진정성을 느꼈다고 한다. 그래서 조금의 고민도 없이 곧바로 수술을 결정할 수 있었다고.

수술은 성공적이었다. 외래에서 다시 만난 환자는 편안하고 아름다운 여성의 삶을 되찾았다며, 모든 약물을 끊고 자연식을 하며 행복하게 살고 있다고 했다. 내가 다시 임신 시도를 할 생각인지 묻자 아프지 않게 지내다 보니 이제야 행복이 뭔지 알게 돼서 이대로 살기로 했다고 말했다. 나는 재발 가능성을 인지시킨 후 이제부턴 스트레스 없는 삶으로만 꽉꽉 채우시라고, 병원이 머니 연고지 근처 병원에라도 자주 다니면서 정기 검진도 꼭 받으시라고 당부했다.

그렇게 2년쯤 지난 어느 날, 그 환자가 밝은 얼굴로 찾아왔다. 그러고는 뜻밖에도 놀라운 소식을 전했다. 임신 13주라는 것이었다. 나는 정말 기뻤다. 그리고 진심으로 이 소중한 아기와의 인연을 잘 이어 가기로 마음먹고 실력 있는 주산기 교수에게 전과했다. 이 교수는 그 산모를 37주까지 정성을 다해 진료했다.

수요일 점심 시간, 나는 점심 식사도 반납한 채 수술실 한쪽에 서 있었다. 척추 마취가 시작되었고, 수술 팀이 핀셋으로 하복부를 꼬집어 감각이 있는지 물어보며 마취 상태를 확인했다. 이 교수가 메스를 들어 복강 안으로 들어가는 마지막 복막까지 절개한 뒤 별 말 없이 자궁 절개를 준비했다. 자궁 유착은 심하지 않았다. 박리 없이 아기를 만출시키기로 하고 메스로 자궁을 절개했다. 드디어 이 교수의 손에 잡힌 아기의 작은 몸이 엄마의 배 밖으로 나왔다. 전공의 선생이 재빠르게 탯줄을 자르자 아기가 응애응애 울었다.

엄마가 "허걱" 하고는 주르르 눈물을 흘렸다. 이 교수가 아기를 소아과 팀에 전달한 뒤 태반을 꺼낼 준비를 했다. 내가 자궁 상태를 물었다.

"과장님! 자궁 근육이 아주 두꺼워요. 다른 산모들의 자궁하고 크게 다르지 않아요."

이 교수는 부드럽게 태반을 꺼낸 뒤 마취과에 자궁 수축제 주사를 지시했다.

"과장님, 자궁 수축력도 매우 좋네요. 놀랍습니다."

"그래, 잘됐네. 수술 기록지에 그런 사항을 자세히 기록해 주게."

수술은 안정적으로 끝났다. 나는 산모에게 축하의 인사를 건네고, 환자가 잔뜩 밀려 있는 외래로 내려갔다. 산모는 나흘 정도 입원했다가 실밥을 빼고 아가와 함께 퇴원해 연고지의 산후조리원으로 갔다.

퇴원 전에 잠깐 산모와 보호자를 만났다.

"교수님, 저예요."

"네. 회복은 어떠세요?"

"좋습니다. 훗배앓이가 좀 고생스럽지만, 이 교수님 말로는 자궁의 수축력이 그만큼 좋다는 의미라고 하셨어요."

"네. 그래도 많이 아프시면 안 아프게 해 달라고 하세요."

"교수님, 다름이 아니라… 정말 고마워요. 제 인생에서 아기는 없다고 생각했었는데, 안 아프고 사는 것만으로도 행복했는데, 제 인생에서 아기를 만날 수 있게 해 주셔서 교수님께 꼭 감사하다는 말씀을 드리고 싶었어요."

난 미소로 대답을 대신했다. 무사히 퇴원하게 된 것만으로도 너무 감사했다.

이제 우리는 임산부 관리 체계를 만들어 가야 한다. 추측만 무성했던 임신 중 자궁 파열의 위험성이 실제로 어떻게 관리되는지와 발생률이 어떤지도 명확히 밝혀 내야 한다. 더불어 아기의 자궁 내 성장 곡선이 정상 범위에 있는지, 태반의 문제는 없는지, 양수의 양은 괜찮은지, 자궁의 수축력은 어떤지, 혹시 조기 진통이 있었다면 기존 치료에 잘 반응하는지 등등 풀어야 할 숙제가 많고 많았다. 또 이런 질문에 대한 대답은 체계적인 분석을 통해 논문으로 확인되어야 했다. 전 세계 편집위원들이 과연 이 독특한 자료의 가치를 잘 이해하고 높이 평가할지, 그게 아니면 그저 동양의 한 교수에게 국한되는 연구 정도로 취급할지도 미지수였다. 우리는 계속해서 문을 두드리고 우리의 가치를 제대로 평가해 줄 곳을 찾아 논문 작업을 해내야 했다.

2018년 8월에 서울 C병원으로 이직한 후 1년 4개월 동안 근무하면서 전국의 선근종 환자들과 부인종양 환자들을 진료했다. 현재는 선근종 치료의 질적 향상에 몰두하고 있지만, 앞으로는 선근종의 발병을 예방하기 위한 실험 연구도 병행하기로 했다. 박사 학위를 마지막으로 10년 넘게 임상 진료에 매달려 온 내게 실험은 조금 낯설고 먼 분야였다. 그러다가 C병원에서 이전에 없던 자궁선근증 환자들이 이례적으로 많이 찾아오자 지금의 특성화된 진료 환자군에 대한 임상 자료의 발표를 권유했다. 나는 그 제안을 수락했고, 2019년 가을 대전 C병원과 화상으로 연결된 서울 C병원 지하강당에서 관심 있는 교수들을 대상으로 발표를 진행했다. 25분 분량의 발표 자료와 예상 질의와 문답 자료를 준비했다. 늘 해 오던 발표여서 그리 어렵지는 않았다. 게다가 우리말로 하는 발표여서 영문 발표 때의 부담감도 없었다. 그런데도 막상 발표 날이 다가오자 신경이 쓰였다. 미리 발표 자료를 훑어보니 별 문제는 없어 보였다.

S시를 떠나면서 앞서 성취한 모든 것을 내려놓았기에 이곳 병원에서 대단한 교수나 의사가 되겠다는 욕심 같은 건 없었다. 단지 소신 있는 진료로 밥벌이하면서 가족들과 함께 지내고 싶었다. 그런데 환자는 계속 늘었고 내 소중한 시간도 점점 사라져 갔다. 그래서 이번에도 이 발표로 C병원에서 뭔가 특별한 이해를 얻으려고 노력할 생각은 없었다. 그래서 내가 발표했던 자료들을 간략히 묶어 발표하기로 하고 나 자신과의 약속을 지키는 것에만 의의를 두기로 했다.

발표를 위해 지하강당으로 내려가자 의료원장과 내가 잘 모르는 교수들, 그리고 몇몇 안면이 있는 교수들이 와 있었다. 나는 자료를 거의 보지 않고도 외울 정도여서 간단히 내 소개를 하고 청중들에게 이야기를 전하듯 발표를 진행했다. 발표가 끝난 뒤 해외 발표에서 받았던 것과 같은 아주 평이한 질문들에 친절하게 대답한 뒤 진료실로 돌아갔다.

며칠 뒤 메일 한 통을 받았다. 강의를 매우 인상 깊게 들었고, 이와 관련된 실험을 계획한 게 없다면 연구계획서를 받아 보고 싶다는 C연구재단 학술위원의 메일이었다. 나는 지금은 임상환자를 보는 것도 벅차다고, 실험은 나중에 진행하려고 한다는 답장을 보냈다. 그런데 그분은 조금 집요했다. C재단에 곧 접수가 마감되는 신규 연구 지원사업이 있으니 연구계획서를 간략히 써서 제출해 보라는 것이었다. 계속 사양하는 것도 그분의 배려에 대한 예의가 아닌 것 같아서 간략한 연구계획서를 써 보내기로 약속했다. 우선 자궁선근종의 특성을 실험적으로 발견하고 발표한 연구는 없었기에 연구계획서는 창조적으로 만들어야 했다. 예산이 작아서 연구비 규모도 그에 맞춰야 했다. 여러 문헌을 참고해 연구계획서를 작성해 접수 마감 전에 제출했다. 그리고 한 달 뒤 연락이 왔다. 신진 연구자로 채택되어 단기 연구 계획으로 2천만 원의 연구비를 지급한다는 승전보였다. 기분이 좋았다. 한편으론 일 하나를 더 벌인 것 같아 부담되기도 했다.

실험비를 지급받고 연구 실행 단계에서 곽 교수가 D병원

A의과대학교 박사 과정을 신청했다. 나는 곽 교수에게 이 실험을 박사 논문 실험의 초석으로 삼으라고 권유했고, 그 이후 곽 교수와 함께 실험을 진행했다. 모든 실험은 시작 전에 먼저 C대학교에서 진행하는 실험 적합성 확인을 받아야 했다. IRB(Institutional Review Board, 의학연구윤리심의위원회)라는 곳에서는 실험 적합성을 확인한 후 실험에 필요한 모든 서류를 검토한다. 그 서류들 중 실험동의서에는 실험의 범위와 내용, 목적을 기재해야 하며, 환자들에게도 이 실험에 대해 설명하고 참여할지 말지를 스스로 선택할 수 있게 되어 있다.

이 과정을 통과한 연구는 실행 전에 실험 가능한 실험실을 찾고 필요한 기자재와 재료를 구입하도록 되어 있었다. 제일 중요한 것은 환자들의 참여도였다. 환자의 선근종 조직과 혈청이 필요한 연구라서 우리는 수술을 준비하는 환자들에게 연구 내용을 설명하고 동의서를 받기로 했다. 비록 종양이라 할지라도 자신의 조직을 실험이나 연구에 사용하도록 허락한다는 건 쉽지 않은 결정이다. 그래서 수술을 앞둔 입원 환자들에게 이런 내용을 설명하기가 무척 조심스러웠다.

2020년 12월 병동 회진에 앞서 입원 환자의 검사 결과와 의무 기록지를 검토하기 위해 병동 스테이션 컴퓨터를 켰다.

"교수님, 재원 환자 브리핑하겠습니다."

"그래, 시작하지."

십여 명의 재원 환자와 내일 수술 예정인 입원 환자들에 대한 보고를 듣고, 수술 준비 사항을 점검하는데 곽 교수가 와서 물었다.

"교수님! 연구 준비는 모두 끝났고, 연구에 적합한 환자를 모집하기로 했던 거 기억하시죠?"

"그럼. 기억하지. 내일 수술 환자 중에 연구 적합자가 있나?"

"네. 두 분 계십니다."

"그래? 알겠네. 그럼 다른 연구 때처럼 내가 먼저 환자분에게 연구의 목적과 필요한 검체 사용에 대해 설명할 테니 동의서를 써 준다는 환자가 생기면 곽 교수가 자세하게 설명하고 사인을 받도록 하게."

"네. 알겠습니다."

S시에서 이미 임상 실험을 여럿 진행해 봐서 곽 교수와 나는 가장 효율적 방식이 무엇인지 이미 터득한 상태였다. 가장 큰 문제는 동의서 설명이 아니라 환자에게 말문을 여는 것이어서 언제나 신중하게 접근해야 했다.

병동 회진을 시작했다. 첫 병실은 6인실이었다. 그중 네 분이 내 환자였다. 병실에 들어가기 전에는 늘 환자 배치도를 미리 확인한다. 간혹 칸막이 커튼을 잘못 여는 일이 있기 때문이다. 회진은 보통 병실 가장 안쪽에서 시작해서 문쪽으로 진행한다. 전공의 선생이 가장 안쪽 우측 창가에 있는 환자에게 회진 온 것을 미리 알리고 커튼을 열었다.

"30세 미혼 환자로, 난소내막종이어서 복강경으로 심부 내막증과 우측 난소내막종을 제거하신 분입니다. 현재 수술 후 이틀째입니다. 수술 후 첫날, 가스가 나와서 어제부터 천천히 식이를 진행하고 있으며, 어제 나간 CBC는, 헤모글로빈은 12.4, 백혈구는 6000으로 정상 범위입니다. 배액관으로 나온 양은 어제부터 오늘 아침까지 120cc이고, 색깔은 투명합니다. 수술 후 통증 호소도 없어서 특이 사항이 없다면 내일 퇴원 예정입니다."

나는 환자의 눈을 들여다보고 안색을 살피고 배액관을 확인하면서 전공의 선생의 보고를 들었다.

"환자분, 병원 밥이 별로 맛이 없죠?"

"네. 그래도 끼니마다 잘 먹었어요."

환자는 긴장한 기색으로 전공의 선생이 의학 용어로 가득한 보고를 하는 동안 나와 전공의를 번갈아 보고 있다가 내가 던진 말에 빙그레 웃음을 보였다.

"어떠세요? 이틀 동안 병원을 걸어 다녀 보시니 불편하거나 좋아진 게 좀 있었나요?"

"수술이 생각보다 아프지는 않아서 좋았지만, 수술 당시 구역 증세가 있어서 너무 힘들었어요. 그리고 항문 쪽이 늘 편하지 않았고 종종 꼬리뼈 쪽이 아프고 생리할 땐 더 심했는데, 지금은 그 증세가 감쪽같이 사라졌어요. 헤헤. 이건 아마도 교수님이 심부내막증 병변을 잘 제거해 주었기 때문이겠죠?"

"수술 전에 외래에 오신 이유 중 하나가 지속적인 항문통과 우측 허벅지 안으로 뻗치는 통증, 그리고 심한 생리통이었죠. 검사 결과 내막증 병변이 직장과 자궁 사이 벽에서 항문까지 파고드는 양상이라서 환자분의 증상 발생 원인을 심부내막증으로 주목했었습니다. 그리고 수술적 치료로 복강경을 통해 병변을 최대한 제거하고 생식기를 보존하는 방법이었지요."

환자분이 지루해할 것 같아 그 정도로 말을 줄였다.

"그래서 아프지 않은 거군요."

"내일 퇴원 잘 하세요."

"네. 선생님, 근데 퇴원하고 주의 사항은 따로 없나요?"

옆에 있던 임상 전문 간호사가 친절하게 설명했다.

"내일 퇴원 전에 퇴원 교육을 할 거예요. 그때 자세히 말

쏨드릴 겁니다."

"아, 그렇군요. 한 가지만 더요."

환자가 뒤돌아서는 우리를 돌려세웠다.

"심부내막증은 왜 생기는 거예요?"

가장 어렵고 긴 대답이 필요한 질문이었다. 나는 심호흡을 하고 알기 쉽게 설명했다.

"자궁 안에는 내막이라는 조직이 있어요. 임신이 되지 않으면, 다음 임신을 위해 푹신한 새 내막층이 새로 만들어져야 하기 때문에 이 내막 조직은 생리 때 질 밖으로 피와 함께 빠져나갑니다. 그 현상을 생리라고 합니다. 그런 조직들이 나팔관을 타고 역류하는 경우가 종종 있습니다. 내막 조직이 골반뿐만 아니라 복강 어디에든 착상해서 증식하는 경우를 자궁내막증이라고 해요. 내막증으로 발병하는 기전에 대한 가설은 매우 여러 가지입니다만, 그런 건 생략하기로 하고. 착상된 내막이 자궁 이외의 부위에서 증식하고, 특히 골반 기저 조직 깊숙이 침투해 침투된 부위와 주변 신경을 자극해서 발생한 증상이 동반되는 경우를 심부내막증이라고 합니다."

"음…."

환자는 이해하기 어려운지 멍한 시선으로 머뭇거렸다.

"그런데 그런 증상이 왜 저한테 생긴 거죠?"

바쁜 회진 일정을 멈추게 하는 질문이 거듭되자 의료진이 눈짓을 보냈다. '교수님 질문은 그만 받으시고 어서 회진 도셔야죠.'라는 뜻이었다.

"그것을 알아내는 게 저희에게도 풀어야 할 숙제입니다. 그래서 많은 연구자가 연구하고 있고, 저 역시도 연구 중입니다."

환자는 마지막으로 말했다.

"교수님이 꼭 밝혀 주세요."

나는 환자들의 이런 질문들이 낯설지 않다. 자주 접하는 질문이기 때문이다.

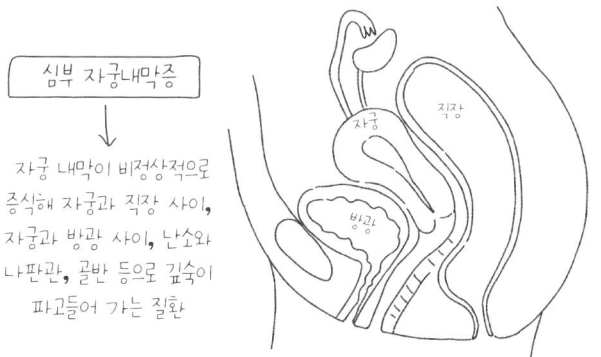

심부 자궁내막증
↓
자궁 내막이 비정상적으로 증식해 자궁과 직장 사이, 자궁과 방광 사이, 난소와 나팔관, 골반 등으로 깊숙이 파고들어 가는 질환

반갑다. 우리 첫 아가

마지막 병실에는 내일 수술 예정인 두 환자가 있었다. 이제 그들에게 연구에 대해 설명하고 참여 의사를 확인해야 한다. 나는 어떻게 이야기를 시작할지 생각했다. 환자 두 분에게 내일 수술에 대해 설명하고, 환자 몸 상태를 확인한 뒤 선근종 연구에 내해 설명했다.

"제가 선근종 연구를 진행하고 있는데요. 선근종 수술로 제거된 병변 조직은 조직 병리 검사를 마치고 폐기 처분하게 되어 있습니다. 제가 그 조직 1cc 정도를 연구 목적으로 사용하기 위해 환자분의 혈액을 연구용으로 채취하려고 합니다. 수술에는 전혀 지장이 없습니다. 선근종 환자의 혈액에 특이하게 발견되는 성분과 선근종 조직이 다른 정상 조직에 비해 특이하게 밀집된 성분이 무엇인지 밝혀내는 것이 이 연구의 일차 목표이며, 이런 성분의 발생 억제와 선근종 발병 예방의 상관 관계를 밝히는 게 이 연구의 최종 목적입니다. 제 연구에 참여해 주시겠습니까? 만약 참여해 주신다면 추후 동의서에 대해 상세히 설명할 예정입니다."

설명을 마치고 보니 환자들이 의외로 너무나 호의적이었다.

"교수님. 저는 참여할게요. 선근종 치료에 조금이라도 도움이 된다면 언제든 참여할 생각이 있습니다. 치료가 아직 잘 알려져 있지 않아 교수님의 진료를 받게 되기까지 시간이 너무 오래 걸렸어요. 그런 문제가 개선된다면 저는 좋습니다. 저는 교수님을 믿어요."

다른 환자도 그 환자와의 대화를 듣고 있다가 내가 묻기도 전에 먼저 말을 꺼냈다.

"참여할게요. 저도 연구가 잘되길 바라요."

끝났다. 내가 설득을 위해 준비한 말을 다 하지도 않았는데, 끝났다.

환자들도 의사들도 이 질병에 대해 잘 몰랐다. 잘 모르는 의사들은 동의하기 어려운 치료책만 제시했고 잘 모르는 환자들은 답답했을 것이다. 그렇다 보니 환자들은 이 질병을 알아가는 연구를 내심 기대하고 있었을지도 모른다는 생각이 들었다. 나도 예측하지 못하고 있는 이 연구를 환영하는 환자들 덕분에 나는 이 연구를 끝까지 해내겠다는 마음이 더 단단해졌다. 환자들에게 고마웠다. 연구는 성실하게 진행할 것이다. 2020년 12월 선근종 조직 연구는 환자들의 긍정적 참여 덕분에 순조롭게 시작되었다. 지금도 그분들께 진심으로 감사하고 있다.

O

소녀 같은 내 환자들

오늘도 활기차게 외래를 보기로 마음먹었지만, 정작 오후 외래를 앞두고선 늘 마음이 힘들고 막연하고 답답하다. 여학생부터 할머니까지, 다양한 연령의 환자들이 외래를 오가다 보면 어느덧 외래 진료 마감 시간이 다가온다.

하루는 내가 암수술을 해드렸던 할머니 한 분이 구부정한 걸음으로 진료실에 들어왔다.

"원장님. 보고 싶었어요. 건강하시지유?"

할머니는 일흔이라는 연세에 난소암 수술과 항암 화학요법 치료까지도 거뜬히 받고 현재는 질병 없는 상태로 추적 관찰 중인 분이었다. 할머니는 어린아이처럼 밝은 얼굴로 진료실에 들어오자마자 내 손을 잡았다.

"원장님이 살려 줘서 지금 내가 이렇게 잘 살고 있시유. 그래서 난 원장님이 제일 좋아유."

할머니는 날 항상 원장님이라고 불렀다. 햇빛에 그을린 구리색 피부, 주름 가득한 얼굴로 웃는 할머니의 자글자글한 손에서 따뜻한 체온이 전해졌다. 함께 온 사십 대로 보이는 따님이 웃으며 엄마를 말렸다.

"엄마! 교수님도 말씀하시게 이제 애기 좀 그만해요."

"그려. 그래야지. 원장님, 말씀하셔유."

"어머니, 잘 지내셨어요? 식사는 어떻게 하고 계세요?"

"잘 먹어요. 음식이 너무 맛있어서 몸이 4킬로나 불었시유. 그래서 요새는 많이 걸으면 발목이 시큰해유."

"잘 드시면 그걸로 됐죠. 다 잘 먹고 즐겁게 살자고 힘든 치료를 하는 거잖아요. 안 그래요?"

"하하! 그렇구먼유."

따님이 상체를 앞으로 내밀어 의자를 바짝 당겨 앉으며 차분하게 말했다.

"어머니가 3개월 전 마지막 진료한 뒤로 식사도 잘하시고 운동도 잘하시고 기력도 떨어지지 않으셨어요. 다만, 요즘 들어 건망증이 심해진 것 같아요. 혹시 항암제 치료의 후유증일까요? 오늘은 어떤 검사를 하나요?"

따님이 말하는 동안 할머니는 여전히 웃는 얼굴로 나를 보고 있다가 갑자기 내 손을 쓰다듬으며 말했다.

"원장님. 맨날 빈손으로 와서 미안해유. 뭐라도 챙겨 와야 했는데."

"아니에요. 이렇게 웃는 얼굴 보여 주시는 것만으로도 충분해요."

나는 따님에게 말했다.

"우선 어머님의 건강이 좋아졌다니 다행입니다. 수술 후 1년이 지나도록 별다른 증상이나 재발 없이 잘 지내고 계시니 오늘은 종양 표식자와 폐 엑스레이를 찍고, 가까운 시일 안에 복부 전산화 단층 촬영인 CT를 찍을 예정입니다. 이 검사 결과가 좋다면, 당분간은 3개월마다 저를 보시게 될 겁니다.

대개 항암 치료를 하면 약제에 따라서 다양한 부작용이 나타날 수 있는데, 어머니는 백금류와 탁센 계열의 항암 화학 요법을 진행했기 때문에 탈모와 말초신경 손상이 올 수도 있습니다. 그리고 혈관도 가늘어질 수 있고요. 이런 기전으로 연세가 많은 분이나 뇌경색 환자들에게는 뇌 혈류가 줄어들 수 있고, 중추신경계 약제의 독성 때문에 치료하는 동안 또는 치료 직후에 종종 건망증이 심해지기도 합니다.

어머니는 그런 증상 없이 지내시다가 약물 치료가 끝난 지 6개월 만에 건망증이 생긴 경우인데요. 이때는 다른 원인을 고려해 볼 수 있습니다. 그러나 면밀한 검사를 하기 전에 먼저 살펴봐야 하는 것이 있습니다."

환자와 따님 모두 내 말에 집중하느라 진료실이 고요했다.

"바로 이 증상과 원인을 알아보는 것이 지금 진행 중인 암 치료 후 관리보다 더 시급한지를 먼저 살펴봐야 합니다. 뇌혈관 급성 경색이나 출혈이 아닌 만성적이고 질환적인 증상이라면 천천히 경과를 살펴보시면서 진료를 고려하시는 게 좋을 것 같습니다."

"그러네요. 하긴 암 재발이 더 생명과 직결되는 문제니까."

"제가 보기엔 여유를 가지고 어머님 상태를 살펴보시면서 우선은 하고 싶은 거, 먹고 싶은 거 마음껏 누리실 수 있게 건강한 식생활을 유지하는 것이 더 중요한 것 같아요."

보편적으로 난소암 치료 후 1년 정도 된 칠십 대 여성의 암 재발률은 젊은 환자들보다 예후가 좋다. 나는 그런 경험치를 기준으로 말씀드린 뒤 웃으면서 두 모녀분과 인사했다.

"어머니. 잘 가시고 웬만하면 병원에 올 생각 하지 마시고 잘 지내세요."

"에이, 난 그래도 원장님 보러 올 거구먼. 수고해유."

나는 노인분들을 진료할 때 비교적 자유로운 편이고, 그분들의 시선에 잘 맞추려고 노력하는 편이다. 칠십 대 노인 환자에게 알코올 냄새를 풍기는 담당 의사가 굳은 얼굴로 암 치료 후 재발률을 설명하고, 이 검사 저 검사를 하면서 재발하면 죽을 수도 있으니 항암 치료 다시 해야 한다며 이론적인 설명만 나열할 수도 있다. 하지만 그랬을 경우 집에 돌아간 환자는 식음을 전폐하고 저승사자 만날 일로 슬퍼하면서 온 집안을 발칵 뒤집어 놓기만 할 것이다.

종종 할머니들이 치료받으러 와서는 "늙으면 죽어야지, 얼마나 더 살겠다고 내가 산부인과까지 왔누."와 같은 말을 하곤 한다. 하지만 그것은 그 환자들이 삶에 대한 애착이 아주 강하다는 의미다. 알고 보면 누구보다 오래 살아오면서 산전수전 다 겪어본 어르신들이 오히려 더 겁이 많다. 그 때문에 연세 지긋한 노인들을 대하는 처세는 꼭 의사가 아니어도 누구에게나 사회적으로 중요한 재능이자 중요한 소통 수단이다. 다행히도 나는 그분들 편에서 생각하고 말하는 것이 너무나 익숙하고 편하다.

병동에 입원 중인 육십 대 후반의 환자는 자궁내막암이었다. 복강경으로 전 자궁 적출과 양쪽 난소의 나팔관을 제거했고, 골반 임파절 곽청술을 시행하고 충수 돌기를 절제한 지 이틀째인 환자는 이제 회복기에 접어들었다. 다만, 복부 비만과 과체중으로 고혈압 치료를 받고 있었고, 혈당도 높은 편이었다.

회진 중에 찾아간 환자 곁에는 남편과 결혼한 중년의 두 따님이 있었다.

"기분은 어떠세요? 뭐 좀 드셨어요?"

난 편하게 아이 달래듯 물었다.

"아니요."

환자는 약간 심드렁한 표정으로 대답했다. 뭔가 불만스러워 보였다.

"왜요?"

내가 물어보기가 무섭게 전공의 선생이 대신 대답한다.

"수술 후 방귀가 오늘 아침에야 나와서 오늘 점심 이후에는 물만 드시라고 했고, 내일 장 진찰을 해서 소견이 좋은지 확인한 뒤 식이를 진행하려고 합니다."

환자는 고개를 돌린 채 가늘게 뜬 눈으로 옆에 있는 전공의 선생을 흘기듯 쳐다봤다. 기분이 몹시 상한 듯 보였다.

"음… 우리 환자분께서 기분이 별로 안 좋아 보이시네요. 뭐 불편한 거라도?"

큰딸이 얼른 웃으면서 대답했다.

"어머니가 바나나우유를 너무 먹고 싶어 하시는데 의사 선생님이 못 먹게 하셔서 화가 나셨어요. 엄마! 그거 내일 먹어요. 뭐가 그리 급해요?"

"먹어도 될 것 같으니까 그러지! 그게 밥도 아니고, 달달한 거 딱 한 모금만 먹으면 다 나을 거 같아서!"

어린아이처럼 투정을 부리면서도 환자는 힐끔힐끔 내 눈치를 살폈다.

"먹고 싶다는데, 드셔야지. 드세요!"

내 말에 전공의 선생과 보호자, 환자까지도 의아해하며 나를 뚫어지게 쳐다봤다. 나는 병실을 나가면서 두 따님에게 덧붙였다.

"어서 사 오셔서 환자분께 드리세요."

내 등 뒤에서 환자가 딸들에게 큰소리로 말했다.

"거봐. 권 교수님이 된다고 하시잖아. 어서 사 와."

환자는 언제 삐쳤었냐는 듯 큰소리로 웃었다.

이 환자는 자궁내막암 수술을 받았지만 수술 시간이 짧았고 장 유착도 없었다. 게다가 복강경으로 진행된 수술이라서 바나나우유 정도는 먹어도 괜찮다는 판단이었다. 다만 정해진 원칙대로 식이 지시를 해야 하는 담당 전공의 선생의 칼같은 태도 때문에 감정이 상한 것이었다. 나는 고집이 세 보이는 어르신들의 천진함이 이해돼서 이런 상황이 오히려 재미있었다.

다른 병실의 회진까지 모두 마친 뒤 전공의 선생에게 추가 지시 사항을 전달하고 연구실로 돌아가려는 순간, 아까 그 환자 병실에서 티격태격하는 소리가 들렸다.

"엄마, 안 돼!"

"성에 안 차는 데 어쩌란 말이야?"

나는 다시 병실로 들어가서 물었다.

"아니 따님들, 어머니가 왜 또 화가 나셨을까요?"

환자는 민망한지 내 눈을 피했고, 따님들이 웃으면서 대답했다.

"아니, 제가 아까 내일 드실 것까지 바나나우유 두 개를 사 왔는데, 방금 하나를 드시고도 나머지 하나까지 드시겠다고 해서 말렸거든요. 그랬더니 이렇게 난리를 피우시네요."

이 상황에서 내가 또 어르신 편을 들면 앞으로도 계속 고집을 피우실 게 뻔했다. 일단 어머니의 고집부터 꺾기로 했다.

"아니, 두 개를 다 드시려고요? 배부르실 텐데 어떡한다… 그럼 따님이 가서서 바나나우유 열 개만 사 오셔서 어머니 침대 옆에 놔 주세요."

"네?"

다들 어이없다는 표정을 지었다.

"열 개를 사다가 드시고 싶은 만큼 다 드시고, 내일도 어머니 마음대로 하시고, 퇴원도 하고 싶으실 때 맘대로 하시면 되겠네."

어르신은 금세 순한 양이 되어 작은 목소리로 말했다.

"아니, 제가 그렇게 많이 먹겠다는 말이 아니라…."

"정말 드시고 싶다고 해서 드시라고 한 거예요. 그런데 수술 후 회복 중에 먹고 싶은 거 다 드시는 분이 대한민국 어디에 있어요? 병원 치료 중에는 참아야 하는 것도 있는 거죠. 그래서 먹고 싶은 게 있으면 의사한테 먼저 먹어도 괜찮은지를 물어보는 거고요. 이렇게 고집을 피우시면 안 된다는 거 환자분도 잘 아시잖아요?"

고집을 피우던 어르신들도 의사가 환자를 걱정하는 티가 팍팍 나게 조곤조곤 말하면 대부분 금세 고분고분해진다.

"알지요. 딸이 두 개를 사왔길래 하나 더 먹어 볼까 했던 거지, 많이 사온다고 해서 내가 그걸 다 먹겠어요?"

"그러시죠. 어휴 따님들이 오해하셨네. 어머니가 잘 알고 계시니까 이제 너무 뭐라 하지 마세요. 아시겠죠?"

나는 따님들에게 눈짓을 하고 환자의 등을 토닥여 드렸다. 그날의 승강이는 그렇게 끝이 났다. 어르신은 그 다음 날부터 아주 착하고 순한 환자가 되어 회복기를 잘 보낸 뒤 퇴원했다.

우리 나라 의사들은 중·고등학교 시절 대부분은 의과대

학 입학을 위해 오로지 공부에만 전념하며 보낸다. 바람직한 사회 구성원으로 성장하기 위한 어울림과 봉사, 공감을 경험하기보다는 학원가에서 전전긍긍하며 의대 진학을 위해서만 자신의 모든 에너지를 불사른다. 그렇게 해서 들어간 의과대학도 절대 녹록하지 않다. 좀 더 우수한 성적으로 좀 더 알아주는 병원에 취직하기 위해 의과대학 6년 내내 공부벌레로 살아야 한다.

의사 면허증을 따고 병원에 인턴으로 발을 들인 뒤에는 새내기 의사로서 선배 의사들이 시키는 궂은 일은 다 도맡아 하면서 원하는 전공 과에 합격하기 위해 사회 생활과 의사 생활을 병행해야 한다. 그러다 보니 의사들 대부분은 다양한 사람들과 공감하는 시간을 갖기 어렵다. 자연히 사람들을 다루고 어우르는 데 서툴 수밖에 없다.

특히 청년 의사들이 환자들의 마음에 충분히 공감하지 못해서 난감한 상황을 맞닥뜨리면 어쩔 줄 몰라 당황하는 경우가 많다. 병원은 정치인, 경제인, 고소득자, 지식인, 저소득자, 도시인, 시골 사람, 사기꾼, 깡패에 이르기까지 사회 모든 계층의 사람들이 치료를 위해 찾는 곳이다. 이제껏 공부밖에는 한 것이 없는 순진무구한 청년 의사들은 그런 사람들의 정서를 경험해 본 일이 없다. 그렇다 보니 한 가지 스타일의 치료

공식을 고집하고, 의사다운 것으로 여겨지는 방식만을 적용하려 한다.

그런 의사들에게 치료받는 환자들 역시 의사니까, 원래 의사들이 그렇지 뭐, 하면서 무조건 의사를 이해하려고 한다. 환자들은 의사들 때문에 불쾌감을 느끼더라도 그냥 참고 넘어간다. 그런데 정작 의사들은 그런 사실을 잘 모른다. 그래서 자신이 환자를 대하는 태도를 무한 신뢰하고, 심지어 우쭐해하기도 한다.

의료인에게 가장 중요한 덕목은 실력이다. 진단과 치료에 남다른 실력을 갖추는 것이 무엇보다 우선되어야 한다. 그다음이 건강한 사회 윤리 의식이다. 의료인의 치료 행위가 환자의 건강 증진을 위해 올바르게 적용되어야 한다는 데 자신의 양심을 걸고 동의해야 한다. 이 덕목에 대해서는 다양한 해석이 있을 수 있지만, 간단히 말하면 의술이 올바르게 쓰여야 한다는 것이다. 마지막으로 중요한 덕목의 하나는 훌륭한 인성이다. 인성은 타고나는 것이라기보다 후천적으로 습득되는 것으로, 사회의 영향을 가장 많이 받는 부분이라고 할 수 있다.

대한민국 사회는 의사가 되겠다는 공부벌레들을 양산하고, 바늘구멍을 통과한 뒤에도 또 다른 시험을 위해 공부하게 만든다. 그 때문에 의사들의 인성은 타고난 것 외에 후천적으로 배우거나 습득해야 하는 부분이 부족할 수밖에 없다. 실제로 선배 의사들의 인성과 요즘 의사들의 인성 차이는 사회 각계각층의 차이, 세대 차이만큼이나 다르다. 자기 희생보다는 자기중심적 이기심만 커져 버린 사회에서 의사들도 다르지 않다. 어떤 의사가 되겠다는 희망도 예전과는 달라졌고, 히포크라테스 선서를 기억하며 환자들에게 필요한 의사가 되기 위해 남들이 기피하는 분야라도 기꺼이 지원했던 일은 옛일이다. 의사라는 전문직을 안정적인 사회적 위치를 차지하기 위해서라거나 남들보다 부유하게 잘살기 위해 선택하는 경향이 늘어났다. 질병을 정복하기 위한 노력으로 자신의 삶을 희생했던 시절은 이미 과거이고, 난치병보다는 치료가 잘되는 질병만을 진료하려는 의사들도 드물지 않다.

　최근에는 일을 잘하다가도 그만둬 버리거나 병원을 들락날락하다가 다른 병원 다른 진료 과를 전공하겠다고 새로 시작하는 인턴이나 전공의 후배들이 많다. 수련 과정을 그만두는 이유 대부분은 힘들어서라고 한다. 그들은 대개 의사가 되기 위해 대학 입시에 모든 것을 걸었고, 그 길을 가는 데 방해되는 것들은 가만두지 말라거나 배척하라고 배우면서 의사가 되었을 것이다. 전문의 수련을 마치고 전문의가 되어 안정적인 삶이 보장된 직업을 얻는 것이 삶의 목표가 되어 버린 시대의 변화는 점점 거세지고 있다.

점점 거대해지는 이 변화의 파도는 한 개인이 막을 수도 없지만, 막으려는 사람이 오히려 시대에 뒤떨어지는 이상론자로 취급되는 세상이다. 그래도 나는 세상 물정 모른다는 평가 속에서도 꿋꿋이 버티면서 요령껏 그런 변화에 저항하면서 살아가고 있다.

모나고 어린 의사

○

K병원 산부인과 전공의 1년 차 시절, 내가 담당하는 환자 수는 평균 스무 명에서 서른 명 사이였다. 부인과 질환 주치의의 평균 수면 시간은 4시간 정도였다. 당직 날에는 으레 밤을 새우며 밀린 빨래하듯 차트를 정리하면서 아침을 맞이하곤 했다. 나는 젊어서 체력으로 버틸 수 있었고, 그렇게 생활하는 것이 불합리하거나 힘들다기보다 전문의가 되기 위해선 당연히 거쳐야 할 과정이라고 생각했다. 그래서 피하지 못할 거면 즐기자는 마음으로 나 자신을 세뇌하면서 때로는 그런 생활을 무슨 훈장이나 되는 것처럼 떠들곤 했다.

힘들고 불합리한 부분에 저항하지 못하고 굴복했던 당시의 나를 생각하면 지금도 창피하고 부끄럽다. 전공의 1년 차

때는 일이 끝나더라도 마음대로 퇴근하지 못했다. 위 연차에게 당직 보고를 하고 나서야 비로소 퇴근할 수 있었다. 문제는 당직 보고를 받는 위 연차는 당연히 당직자였고, 비당직 위 연차는 조기 퇴근을 했다. 하지만 1년 차들은 당직이 아닌 비당직자들도 위 연차 당직자에게 보고한 뒤에야 퇴근을 할 수 있다는 규칙이 있었다. 당직자에게 응급 수술이 걸리면 기다려야 했고, 위 연차가 벼르는 일이 있을 때는 1년 차들을 교육시키겠다며 당직 보고 시간을 늦추거나 나중에 다시 하게 해서 자정을 넘기기도 했다. 너무도 값진 비당직 날에도 일찍 집에 가지 못하고 다시 당직실로 돌아가 수술복으로 갈아입고 당직 침대에서 부족한 잠을 청하는 일을 당연하게 생각하던 시절이었다.

하지만 불합리한 당직 보고, 위 연차의 얼차려를 내가 견뎌야 하는 것들에 포함시키기가 나는 너무 어려웠다. 당연히 내 표정은 찌그러졌고 보고하는 말투도 억지로 화를 억누르느라 공손하지 않았을 것이다. 위 연차가 그런 내게 시비를 걸었다.

"권 선생은 당직 보고 자세가 안 좋은걸."

나는 대답할 수 없었다. 실제로 상당히 화가 나 있었기 때문이다. 그날은 응급 수술도 없고, 별다른 문제도 없는 날인데 밤 9시에 당직 보고를 하기 위해 3시간이나 기다려야 했다. 소중한 내 시간을 빼앗겼는데 화가 안 나는 게 더 이상한 일이 아닌가. 당직 보고가 늦어진 이유도 단지 위 연차들의 저녁 회식 때문이었다.

"권 선생이 지금은 당직 보고할 마음이 없는 것 같으니 한 시간 뒤 10시에 다시 하기로 합시다."

위 연차가 의국 회의실을 나가자 동기 일곱 명이 동시에 한숨을 쉬었다. 남자 동기 한 명이 볼멘소리를 터트렸다.

"권 선생, 왜 그래! 이런 일이 한두 번이야? 한 번 참았으면 한 번 더 참아야지. 이게 뭐야! 에잇!"

다른 동기들도 한숨을 쉬다가 나가 버렸다. 나는 아무 말도 하지 못했다. 하지만 동기들에게 미안하지 않았다. 단지 그 위 연차가 너무 싫었다. 나는 두 손을 꽉 쥐고 위 연차의 당직실로 갔다.

"똑똑!"

"네. 들어오세요."

2년 차인 선배는 매우 악명이 높은 여선생이었다. 내가 문을 닫고 감정을 추스린 후 막 말을 하려는데 선배가 먼저 말을 꺼냈다.

"권 선생, 지금 나한테 따지러 온 거야? 당직 보고 시간이 늦어진 이유가 뭔지 몰라? 1년 차 퇴근 시간이 뭐가 그렇게 중요하다고 이렇게 무례하게 여기까지 찾아온 거지?"

드디어 내 차례였다.

"내가 아래 연차이고 선생님은 위 연차이십니다. 그건 조직의 선후배 관계 이상도 이하도 아니라는 말입니다. 저는 지금 당직 보고가 늦어져서 많은 1년 차 전공의가 피해당한 것을 사과도 하지 않으면서 제 태도만을 문제 삼아 한 시간 뒤로 다시 늦추신 것이 위 연차의 권리가 맞는지 따지러 왔습니다."

"지금… 뭐 하는… 거야!"

위 연차는 매우 당황해서 말을 더듬었다. 내가 이렇게까지 나올 줄은 몰랐던 것 같았다. 나는 다시 말을 이었다.

"우리에겐 한 시간, 아니 1분도 소중합니다. 그 소중한 시간을 포기하고 희생하면서 환자를 치료하고 당직을 섭니다. 이유도 모르면서 몇 시간을 낭비하는 걸 좋아하거나 바라는 사람은 여기 아무도 없을 겁니다. 분명 당직 보고가 늦어졌고 다시 한 시간 후인 10시에 해야 하는 이유가 환자를 위한 응급 상황 때문이라면 모르겠지만 그게 아니라면 저는 내일 과장님을 찾아가서 분명히 따지겠습니다. 선배에게 미리 알려드리는 것이니 내일 과장님의 호출에 대비하시기 바랍니다. 저는 이만 가보겠습니다."

나오면서 보니 그 선배는 너무 당황해서인지 입을 벌리고 있었다. 돌아가 보니 동기 중 당직자들은 병동과 분만실에서 환자들을 보고 있었고, 비당직자들은 당직실에서 시간을 때우고 있었다. 잠시 후 위 연차에게서 호출이 왔다. 지금 바로 당직 보고를 받겠다며 회의실로 집합하라는 내용이었다. 모두가 집합한 시간은 9시 30분, 위 연차의 표정은 무척 경직되어 있었다. 보고는 채 5분도 안 걸렸다. 끝났다 싶었을 때 위 연차가 일격을 날렸다.

"권 선생은 4년 차 당직 선생님 확인 하에 오늘 병원에서 대기하세요. 내일도, 그 다음 날도 마찬가지입니다."

이런 일이 생길 것을 예상하지 못했던 건 아니다. 나는 회의실 문을 세차게 닫고 나와 자판기 앞으로 갔다. 커피 한 잔을 뽑고 담배와 라이터를 챙겨 병원 옥상 휴게실로 갔다. 밤공기 속으로 담배 연기를 내뿜으며 커피를 마셨다. 이대로 집에 가고 싶다는 생각보다 이 조직을 아예 떠나고 싶다는 생각이 들었다. 조직에서 누구 하나를 콕 집어서 갈구거나 고립시키기는 쉽다. 단체로 갈구려는 사람들과 함께 일해야 하는 이 조직은 너무 척박한 근무지였다. 내가 이런 곳에서 직장생활을 해야 한다는 게 너무 처절해서 괴로웠다.

한때는 국내 상위권 병원에 다닌다는 자부심이 있었다.

하지만 실상은 이렇게 진부하고 고루하고 더럽다는 것을 체감한 순간, 뭘 어떻게 해야 할지 알 수 없었다. 난감했다. 그만두고 당당하게 할 말 안 할 말 다 하고 싶었지만 이번 일이 너무나 시시한 사안이라 말하기조차 겸연쩍었다. '당직 보고에 대한 불만 때문에 병원을 그만뒀다?' 그냥 웃겼다. 연달아 담배를 태우고 당직실로 돌아와 잠을 청했다. 잠이 올 것 같지 않았는데 금세 눈이 감겼다.

새벽 6시에 목이 칼칼하고 근육이 쿡쿡 쑤시는 통에 잠이 깼다. 전날 분에 못 이겨 피운 줄담배 때문인지 컨디션이 너무 안 좋았다. 억지로 일어나 양치질을 하고 나서 환자들을 보기 위해 병동으로 향했다. 힘든 하루가 어김없이 다시 시작됐다.

어제 일은 이미 소문이 쫙 나 있었다. 나는 그냥 무시하려 애썼다. 그러면서도 오늘부터 계속 병원에서 대기하라는 지시를 받아들일지 말지를 고민했다. 병원 대기 명령이 불합리한 것이라도 4년 차 선에서 내려진 결정이어서 머뭇거릴 수밖에 없었다. 온종일 고민에 고민을 거듭하다 보니 어느새 오후 5시였다. 좀 있으면 교수님과 회진을 돌 수석 전공의 3년 차 선생에게 재원 환자 정보를 건네야 했기에 환자들의 상태를 살피러 병실을 향했다.

K병원 18층은 VIP 환자들이 있는 1인실 병실이었다. 주로 사회적 경제적으로 여유가 있는 환자들이 그곳에서 치료를 받았다. 어제 수술한 내 환자가 거기 있어서 소독 세트를 들고 가서 환자의 환부를 살피고 소독했다. 오십 대 중반의 환자는 주치의인 나를 무척 마음에 들어 했다. 수술 전에 동의서를 받을 때부터 환하게 웃으며 여러 번 고맙다는 말을 했다.

"환자분, 수술 부위는 아직 불편하시겠지만 지금 상태는 아주 좋습니다. 제가 이틀에 한 번은 소독하면서 환부 확인을 해드릴 테니 너무 걱정하지 마세요. 앞으로는 회복 운동도 더 열심히 하시고요."

"네, 선생님."

소독을 하려고 환부에 핀셋을 대니 환자가 얼굴을 찡그렸다. 나는 애써 밝은 표정을 지어 보이려 했지만 어제 일로 심신이 너무 고단했다. 그래도 환자에게 티를 낼 수는 없어서 억지로 미소를 지으며 말했다.

"소독 다 끝났습니다. 내일 뵙죠."

내가 소독 세트를 챙겨 나오려는데 환자가 급히 물었다.

"선생님, 어디 아프세요?"

티 내지 않으려고 했건만 환자가 눈치 챈 것 같아 민망했다.

나는 거짓말을 했다.

"아니요, 괜찮아요. 하하."

"그래요? 그런데 선생님 얼굴과 목에 땀이 많이 나요."

"네?"

오른쪽 소매로 목덜미부터 턱까지 훔쳐 보았다. 식은땀이 많이 났는데 모르고 있었다. 아니, 땀만 나는 정도가 아니라 감각이 마비될 정도로 아팠다. 병동 스테이션에서 측정해 보니 체온이 38.6도였다. 온몸이 두들겨 맞은 것처럼 아팠다. 아직 일과를 마치지 못했는데 몸이 천근만근이었다. 급히 진통제를 맞기로 했다. 먹는 약보다는 주사약이 약효가 빠르니 주사기에 진통제 앰플을 따서 채운 뒤 알코올 솜을 챙겨서 화장실로 갔다. 거울 앞에서 상의를 벗고 왼쪽 어깨 근육에 천천히 주사바늘을 찔러 넣었다. 바늘 끝이 근육 사이에 들어갔을 때 진통제를 주입했다. 바늘을 빼고 알코올 솜으로 주사 부위를 문지르면서 거울 속 내 모습을 봤다. 18층 환자의 말이 떠올랐다. "선생님이 저보다 더 아프신 것 같은데, 직접 소독하러 병실까지 와 주셔서 저야 고맙지만, 정말 괜찮으세요?"

나는 주사기와 알코올 솜을 병동 주사기 회수기에 던져 넣고 당직실로 가서 가운을 벗고 사복을 갈아입은 뒤 곧장 주차장으로 가서 내 애마를 몰고 집으로 내달렸다. 아무 말도 없이, 당직 보고도 하지 않고, 수석 전공의에게도 알리지 않은 채 그냥 집으로 와 버린 것이었다. 집에 도착했을 때는 약 기운이 돌았는지 열이 떨어져서 어머니가 차려 주신 보리굴비와 열무김치로 밥을 맛있게 먹은 뒤 방에 가서 그대로 곯아떨어졌다.

눈을 떴다. 아침 9시였다. 출근 시간이 지났는데도 일어나지 않는 내가 걱정스러워 어머니가 조심스레 깨웠던 모양이다. 천천히 밥을 먹고 있자니 어머니가 가만가만 물으셨다.

"병원에 무슨 일 있니?"

평소에도 까칠한 아들이어서 어머니는 나에게 일절 이래라저래라 하지 않으시는데, 오늘은 걱정이 되셨던가 보다.

"나 병원 그만둘 거예요. 괜찮아요. 밥 먹을게요."

어머니는 아무 말 없이 다 먹은 밥상을 치우셨다. 나는 해열제를 먹고 다시 잠을 잤다. 어머니가 다시 나를 깨웠다. 오후 4시였다. 내가 병원 삐삐를 꺼 놔서 연락이 안 되자 병원에서 집으로 연락했다고 한다.

"안 받아요."

어머니는 난처해하시며 밖으로 나가 뭐라고 말씀한 뒤 전화를 끊었다. 그런데 잠시 후에 다시 전화가 왔다. 수석 전공의였다. 꼭 좀 통화를 해야 한다고 하니 할 수 없이 어머니가 또 나를 깨웠다. 나는 어머니에게 못 할 일인 것 같아 마지못해 전화를 받았다.

"저는 병원으로 돌아갈 생각이 없습니다. 사직서는 곧 제출하겠습니다."

"권 선생, 그게 아니라 내가 잘못했네. 그날 2년 차 선생이 나한테는 권 선생이 하극상을 보이면서 당직 보고를 거부했다고 하길래 내가 화가 나서 대기 벌칙을 내렸던 거야. 당시 같이 있었던 자네 동기들에게 확인해 보니 2년 차가 거짓 보고를 한 거더라고. 자네가 문제 제기한 것도 충분히 이해가 돼서 사과하려고 전화한 거야."

나는 약간 흥미로웠다.

"알겠습니다. 사과하셨으니 이만 전화 끊겠습니다."

"잠시만… 권 선생, 사과를 받았으면 병원에 복귀해 주게. 지금 병원에서는 자네가 나간 이유를 다 내 잘못이라고 생각하고 있어. 과장님께서도 당장 데려오라고 버럭 하셨네. 지금 내가 굉장히 난처하다네."

"사직서 제출할 때 선생님 때문이 아니라고 말씀드리겠습니다."

"권 선생, 2년 차 선생에겐 대기 벌칙을 내렸네. 그리고 자네가 병원에 오면 직접 사과하기로 했네. 제발 돌아와서 과장님께 좋게 얘기 좀 해 주고, 다시 일해 주게."

"지금은 몸이 좋지 않습니다. 좀 더 생각해 보겠습니다."

"그럼 몸 좀 추스르고 괜찮아지는 대로 빨리 돌아오게. 다시 오는 걸로 알고 과장님께도 그렇게 보고하겠네."

전화를 끊고 가만히 방에 누워서 생각해 봤다. 사실 내가 병원을 나온 이유는 그날 저녁의 다툼 때문만은 아니었다. 나는 환자가 어디 아파 보인다고, 그렇게 아프신데 환자를 봐도 괜찮겠냐는 말을 들으면서까지 다시 일을 해야 했다. 그래서 내 손으로 직접 해열진통제를 주사하고 나서 생각해 보니 내가 이렇게 사는 것이 옳은지 알 수 없었다. 의사는 환자 치료에 최선을 다해야 하고 자신의 몸보다 환자의 몸을 먼저 생각해야 한다는 숭고한 희생정신을 나도 물론 알고 있다. 하지만 이렇게 아픈데도 마땅히 구제받을 시스템은 없었고, 일이 더 중요하다고 다그치는 의료 현실에 강한 염증도 났다. 그리고 전적인 이유는 아니었지만 K병원 산부인과가 싫었다.

동기가 여러 명이어도 다들 자기 일 하는 것만으로도 힘들어서 아픈 동료를 보살필 여유 같은 건 없었다. 그런 현실을 깨닫는 순간, 강한 염증과 역겨움이 치밀었다. 그들에게 미안하지 않았다. 그들은 내가 동료들을 대신해 2년 차 선배의 갈굼에 저항할 때도 모르는 체했고, 오히려 문제만 더 커졌다고 불만을 토로하지 않았던가. 동기라면 그러면 안 되는 거 아닌가. 거기엔 의사의 숭고한 희생정신을 발휘할 수 있는 안전하고 훌륭한 시스템 같은 건 없었다. 아프거나 그만둔 사람이 생겨서 그 일을 대신해야 하면 억울하다고, 피해 본다고 생각하는 이 집단의 이기심도 받아들이기 어려웠다. 생각하면 할수록 그만둘 이유는 한두 가지가 아니었다. 아니, 넘치고도 넘쳤다. 그런데도 일이 재미있게 돌아가는 것 같았다.

나는 밤늦게 수석 전공의에게 병원에 도착했다는 연락을 한 뒤 다시 일을 시작했다. 병원으로 돌아와 보니 내 일은 아무도 대신해 주지 않은 상태로 밀려 있었다. 참 안타까웠다. 다들 이 거대 병원에서 살아남기 위해 앞만 보고 달리는 이기적 동물이라는 것을 다시 한번 체감했다. 진심 어리지 않은 사과 비슷한 것을 받았고, 다음 날부터 아무 일 없었던 것처럼 병원 생활을 이어 갔지만, 2년 차들이나 동기들이나 나를 살갑게 대하지는 않았다. 그들 눈에는 내가 환영받을 만한 성격의 소유자가 아니었을 것이다.

나는 그런 사람 취급을 받는 것이 싫지는 않았다. 오히려 거리를 둘 수 있어서 더 자유롭고 편했다. 내가 4년 차가 되었을 때 그 선배들은 졸업해서 모두 병원을 떠났다. 그리고 당직 보고만큼은 제 시간에 당직자만 하게 되었고, 비당직자는 미리 퇴근해도 되는 것으로 바뀌었다. 게다가 그마저도 얼마 지나지 않아 전공의들이 교수들에게 건의해 당직 보고 자체가 아예 폐지되었다.

○

젊었을 때는 사회생활을 위해 내 모난 성격을 고치라는 충고를 많이 받았다. 그럴 때마다 나도 고쳐 보려고 노력해 봤다. 지금은 그게 억지로 해서 되는 것도 아니고 나의 특징이라고도 할 수 있지 않나 싶어서 내 성격을 바꾸지 않으면서도 남에게 피해는 절대 주지 않으려고 더 노력한다.

언젠가 동문 모임에서 그 당시 선배들을 만난 적이 있었다. 그때까지만 해도 나를 힘들게 했던 사람들과도 술 한잔하며 아무렇지 않은 듯 지내는 것이 사회생활을 잘하는 것으로 생각했었다. 하지만 좀 더 나이 든 뒤에는 그런 사회생활에 매달리는 것도 싫어서 더는 그런 모임에 나가지 않는다. 즐겁지도 않았고, 의미도 찾을 수 없는 모임에 굳이 나갈 이유를 찾기 어려웠기 때문이다.

인간은 사회적 유대관계를 통해 자신의 사회적 위치를 확인하고, 그 힘의 영향권 안에서 타인에게 영향력을 행사하려고 한다. 좀 더 나은 사회적 위치를 향해, 좀 더 넓은 사회망을 구축하기 위해서이다. 강력한 사회적 그물망에 있다가 타의에 의해 방출되면 다시 그 자리로 들어가기란 불가능하다. 설사 다시 들어갔다 해도 좀 더 낮은 위치, 힘없는 자리에서 다시 시작해야만 한다. 그 때문에 사람들은 본심과 다르게 웃는 얼굴로 가족들의 기다림을 애써 무시하며 사회 그물망 안에서 시간을 보내고 웃고 떠든다.

몸에 맞지 않는 옷을 입은 하루는 종일 어색하고 짜증스럽다. 삼십 대 시절에는 내게 맞지 않는 삶의 스타일을 억지로라도 자연스러운 척 연기했다. 하지만 그러면서도 난 좀 더 강력한 것을 찾았다. 학연과 지연, 경제력으로 얽힌 의사 모임을 보면 그들이 만들어 놓은 합격 기준을 통과하기 위해 부단히 노력하는 부류들이 있는가 하면, 적당히 노력해도 괜찮은, 가진 부류가 있다. 마치 적자와 서자들의 유산 차이와 비슷하다. 피는 물보다 진하다. 그들에게 학연과 지연은 그 피처럼 강력한 관계의 힘이었다. 삼십 대 시절의 나는 적자들과 경쟁해야 하는 비천한 서자의 하나로 간신히 살아남아 있었다.

그러나 서자들에게는 결핍이 있다. 그들에겐 그 결핍을 채우기 위해 혹독한 삶도 견뎌 낼 수 있는 생존 본능이 배어 있다. 결핍을 가릴 수는 없어서 남루함을 풍기는 그들은 기득권을 가진 적자 앞에서는 어김없이 주눅이 든다. 후배나 동기여도 그가 적자라면 자기도 모르게 존칭이 튀어나오고 눈치를 본다. 간혹 능력이 특출난 서자가 나타나기도 한다. 그러나 그들이 아무리 적자들의 부러움을 살 정도로 잘나간다고 해도 결국은 기득권자들의 눈밖에 나거나 또다른 서자들의 철퇴를 맞고 적자들에게 자리를 물려 주고 만다. 그가 그 사회의 발전을 이끌기에 적합한 능력자여도 결론은 크게 달라지지 않는다.

이런 해석이 열등감에서 비롯된 소설이라고 말하는 사람들은 스스로 알아서 적자보다 앞서가려 하지 않는다. 오래오래 자리보전하면서 서자라는 신분으로 그 모임의 구성원으로 존재하는 것만으로도 만족하면서 그 모임에 끼지 못한 이들에게 자신을 과시한다. 이런 자들은 대개 알코올의 힘이 몸속 깊이 퍼지는 순간 폭력성과 비천함을 드러내곤 한다. 다음 날은 어김없이 다 기억하면서도 전혀 기억나지 않는 사람처럼 거짓 연기를 하면서.

나는 그런 힘보다 더 강력한 것을 찾았다. 한낱 인간이 만들어 놓은 불완전한 원칙에 지배당하지 않을 그 절대 진리는 바로 '실력'이었다. 진정한 실력은 결과와 답으로 드러날 것이고, 그 답은 인간이 만들어 낸 조직의 영향보다 더 강한 힘이라고 믿었다. 의사의 소명은 환자들에게 참된 의료를 하는 것이다. 그 참된 의료가 최상의 의료, 최선의 의료라는 진실은 변하지 않는다. 물론 일반인들은 모를 수도 있다. 영향력 있는 의사 모임에서 그릇된 해석을 할 수도 있다. 과학적이고 객관적인 절대 진리를 밝힐 수 있는 능력은 오로지 신의 영역일지도 모른다. 단지 분명한 것은, 방송국 관계자들이나 의사 학회 관계자들의 정의에는 한계와 오류가 있을 수 있다는 점이다. 그 때문에 인간의 생명을 좌우하는 의료에 관해서는 확정적 정의가 아닌 사실적 표현만 할 수 있다고 생각한다. 아픈 환자들이 이해할 수 있는 사실만을 전달하고, 진실을 판단하고 결정하고 공표하는 신이 되지는 말았으면 좋겠다.

세상에 진실한 명의가 있다면, 환자들이 그 명의를 만나는 문턱은 높지 않아야 하고, 적절한 치료를 받은 환자들은 누구나 건강한 삶을 되찾아야 한다. 시간과 돈은 얼마가 들어가도 좋으니 명의의 치료를 받기만을 바라는 사람들이 가득한 세상은 만들지 말아야 한다. 편하게 만나고, 쉽게 치료받고, 완전히 건강해져서 환자가 적은 세상을 만들어야 한다. 고위층 사람만을 선택적으로 치료하지 말고, 시장 사람이든 공사장 막노동자든 재벌가 유력인사든, 똑같은 진료를 펼치는 의료인이 많은 세상이 되기를 바란다.

못난 의사들

얼마 전 외래에 찾아온 젊은 부부가 있었다. 오랜 연애 끝에 결혼한 부부로, 두 사람을 꼭 닮은 2세를 원했다. 하지만 몇 년 동안이나 아이 소식이 없었다. 여러 난임병원을 전전하다가 나를 찾아왔을 때는 이미 마흔이 코앞이었다.

"무엇 때문에 저를 찾아오셨나요?"

"아이를 갖고 싶어서요."

불임과 난임은 내 전공 분야가 아니다. 나는 단지 그 원인을 교정하는 부인과 의사다. 그래서 다시 묻는다.

"난임병원에는 다녀 보신 거죠?"

"네. 몇 년 동안 열 번 넘게 이 병원 저 병원 찾아다녔어요."

대화는 마치 스무고개 같다.

"난임병원에서는 뭐라고 하던가요? 임신이 왜 안 되는 거라고 하던가요?"

"임신이 안 된다는 말은 절대 안 했어요. 단지 자궁이 부어서 그런 거라면서 번번이 한 번만 더 해 보자고 하더라고요."

"자궁이 부었다…, 제가 진찰을 해 봐도 될까요?"

"그러시던가요?"

환자의 말투가 너무 당황스럽다. 내가 오라고 한 것도 아니고 제 발로, 그것도 서울이나 경기도도 아닌 이 먼 지방까지 일부러 찾아온 사람이 말을 왜 이리 퉁명스럽게 하는지. 감정을 내비치지 않으려고 하는 경상도 사람인가? 나는 조심스럽고도 친절한 말투로 진료를 시작한다.

골반 초음파상으로는 환자의 아랫배에 배꼽까지 올라온, 임신 20주 정도 된 임산부의 배 크기만 한 종괴가 있다. 종괴는 눈으로 봐도 확연하다.

"환자분, 자궁에 이렇게 큰 게 만져진 게 언제부터였나요?"

"잘 모르겠어요. 똥배가 나온 줄 알았고, 아마도 1년 전쯤이었던 것 같아요. 그런데 시험관 시술을 시도하면서 더 급격히 커지는 걸 느꼈어요."

골반 초음파 진찰 결과, 자궁과 난소, 골반에 진찰조차 하기 어려울 정도의 큰 선근종이다. 진료실에서 다시 환자와 보호자를 마주하자 무슨 말부터 꺼내야 할지 막막하다. 그때 아내가 먼저 말을 꺼낸다.

"선근종인 거 알아요."

"아, 알고 계셨군요. 그렇다면 제게 오신 이유는 뭐죠?"

"선근종 치료를 잘하신다고 소문이 나서 와 봤어요. 치료가 될까요?"

난 잠시 입을 다물고 버릇처럼 손으로 입 주위를 만진다. 남편이 먼저 입을 연다.

"아내가 임신을 시도하고 있는데, 많이 힘들어합니다."

나는 차트가 펼쳐진 컴퓨터 모니터를 보다가 어렵게 말을 꺼낸다.

"제가 선근종을 치료해야 하나요, 아니면 임신을 도와드려야 하나요?"

환자가 건조하게 대답한다.

"임신이요. 난임 선생님이 주사로 자궁을 줄여 가면서 다시 시도해 보자고 했어요. 선생님은 난임 담당은 아니시지만 선근종을 잘 아시니까 제게 도움될 치료를 해 주세요."

난 아픈 사람을 도와주려는 의사다. 두 사람에게 지금의 문제가 무엇인지 알려 주고 싶다.

"임신이 가능하다고 하던가요? 그 의사들이?"

"네. 아마도요."

"그럼 지금껏 열일곱 차례나 실패한 건 누구의 책임인가요? 그걸 생각해 보신 적 있으세요?"

"그게 제 탓이란 말인가요?"

환자가 날카롭게 쏘아붙인다. 난 아랑곳하지 않는다.

"지난 5년간 열일곱 차례나 실패했다면, 누구나 시험관 시도는 100퍼센트 실패라고 말할 수 있습니다. 맞지요?"

두 사람은 아무 말이 없다.

"그렇다면, 앞으로 시행할 시험관 시술은 무엇을 기반으로 성공률을 예측할까요?"

또다시 묵묵무답, 그러나 드디어 내 얘기에 귀를 기울인다.

"5년 전 처음 시작했을 때보다 지금은 더 악화된 상태일 텐데, 지금보다 덜 아팠던 5년 전으로 돌아가서 처음 시험관 시도를 할 때를 생각해 보세요. 처음 의사를 만났겠지요?"

"네. 그런데요?"

환자는 여전히 퉁명스럽다.

"5년 전 처음으로 시험관을 시도한 날, 환자분은 앞으로 열일곱 차례나 실패하리란 걸 예상하셨나요? 알고도 계속했다면 잃어버린 5년이 아깝지 않겠지요. 그러나 의사는 신이 아닙니다. 예측할 수가 없지요. 신처럼 완벽하지 않으니 당연히 오류를 범할 수 있습니다. 그렇다면 그들은 자기들의 무지를 인정해야 합니다. 그런데 실패할 것을 알고도 계속 희망

고문을 하면서 열일곱 번이나 두 분께 실패의 고통을 드렸다면 제대로 된 의사가 아닙니다. 물론 환자분이 원하시니 시도는 해 볼 수 있었겠죠. 하지만 자기들의 경험에 비춰 봐서 긍정적인 결과를 확신할 수 없다면 충분한 설명을 해 드리고, 제대로 치료할 수 있는 의사를 찾아 권해 드렸어야 합니다."

두 사람의 얼굴이 상기된다. 이제야 내 말을 이해했고 공감하는 듯하다.

"문제는, 그들이 또다시 시험관 시술을 하자고 했다는 겁니다. 제가 다시 질문을 해 보겠습니다. 그들은 여태 실패했는데 왜 또 시도하려는 걸까요? 정말 이번이 마지막 치료라고 확신해서 그런 걸까요? 아니면 무지하면서도 남의 고통 따위엔 관심이 없기 때문일까요?"

"분명히 호르몬 주사를 맞고 자궁 크기가 줄어서 임신에 성공한 적이 있다면서 다시 해 보자고 했어요."

"그럼 제게 오신 이유가 없지 않나요? …제가 하나만 더 여쭤 볼게요."

"네."

환자의 목소리가 조금 상냥해진다.

"지난 몇 년간 생리통과 엄청난 생리혈 때문에 응급실을 드나들었고, 시험관 시도로 고통받았으며, 실패라는 결과 때문에 슬프고 괴로운 날들을 보내 온 시간들이 좋았나요? 그래서 앞으로도 그런 시간을 보내고 싶으신가요?"

환자는 어떤 기억이 떠올랐는지 갑자기 눈시울을 붉히더니 이내 눈물을 줄줄 흘린다. 간호조무사가 화장지를 건넨다.

"감사합니다."

내가 다시 천천히 말을 잇는다.

"시험관 시도에 성공했다고 칩시다. 다시는 유산을 경험하고 싶지 않지만 다시 그 유산 위험에 노출되겠지요. 만에 하나 유산을 잘 피해 출산이 가까웠다고 칩시다. 그렇다고 해도 아이의 조산 위험은 어떻게 줄인답니까? 조산 후에 아이의 건강 문제는 어떻고요? 게다가 엄마가 되면 그 극심했던 생리통이나 바지를 흠뻑 적실 정도로 심각했던 출혈이 말끔히 사라진답니까?"

두 사람은 아무 대답도 하지 못한다.

"도대체 그 의사는 아픈 자궁을 갖고 있는 환자분을 치료하는 겁니까, 아니면 결과야 아무렇든 일단 시험관 시술만 하면 되는 겁니까? 마지막으로 다시 묻지요. 저를 왜 찾아오셨나요?"

환자의 눈에서 눈물이 멈추지 않는다. 남편이 대신 말한다.

"저는 아내가 건강하고 행복하기만을 바랍니다. 이미 오래전에 임신을 포기했지만, 아내가 상처받을까 봐 그냥 하자는 대로 하다 보니 이렇게 됐네요. 아픈 아내를 들쳐업고 응급실에도 갔고, 시험관도 했죠. 그러다 보면 아내가 포기할 줄 알았습니다. 그런데 솔직히 지금은 잘 모르겠습니다. 대체 뭐가 정답인지. 여기 오기 전에 큰 병원도 여러 군데 들렀습니다. 기대감을 가지고 부인과 교수들을 만났지만, 대답은 하나같이 똑같았어요. 임신을 시도해 보고 안 되면 자궁을 적출해야 한다고요. 사는 게 정말 사는 게 아닙니다."

역시 그랬다. 그들에게 나와 내가 진료하는 이 병원은 우선순위가 아니었다. 가 볼 만한 데를 다 가 보고도 받아들이기 어려운 제안만 듣게 되니 혹시나 하는 마음으로 별 기대 없이 찾아오는 구멍가게나 다름없었다. 처음 만나는 환자들이 대개 퉁명스러운 말투나 태도를 보이곤 하는 것도 별 기대감 없이 그저 혹시나 하는 마음으로 찾아왔기 때문일 것이다.

나는 그들이 만났다는 그런 의사들이 솔직히 역겹다. 그들은 벼랑 끝에 선 환자들에게 같이 뛰어 주지는 못해도 손이라도 내밀어 줘야 할 텐데 오히려 환자를 벼랑 끝으로 내몰고 있다. 다른 방법을 모르거나 알면서도 자기들에게 도움이 되지 않으니 환자의 귀와 눈을 가린 채 벼랑 끝으로 내모는 것과 뭐가 다른가. 큰 병원 부인과 의사들도 마찬가지다. 그들은 자기들은 하지 못하지만 더 좋은 수술이 있는데도 얘기조차 꺼내지 않고 자기들이 할 수 있는 수술만 고집한다.

나를 찾아 S시까지 내려오는 환자들은 다른 의사들의 소개가 아닌, 인터넷 카페에서 정보를 알게 되어 설마 하는 마음으로 찾아오는 경우가 대부분이다. 안타깝다. 의사의 양심과 윤리는 내팽개치고 자기들 카르텔의 이익이나 알량한 자존심 때문에 그런 행태를 보이면서도 진실을 가리며 자신들에게만 진실이 있다고 말한다.

"환자분, 저라면, 선근종을 최대한 절제하고 자궁을 성형해서 원래의 기능과 구조를 복원하는 보존적 치료를 할 겁니다. 분명한 건 지금보다는 통증이나 과다출혈 증세가 훨씬 줄어들고, 약을 먹지 않고도 생리 때를 무난히 지낼 수 있을 겁니다. 생리 기간에는 그 꿀꿀함을 남편과 맥주 한잔을 하거나 영화를 보면서 잊을 수도 있을 겁니다. 물론 시험관을 다시 시도하면 임신 확률은 전보다 훨씬 높아지는 건 분명하지만 성공율을 100퍼센트 보장할 수는 없고, 아직은 연구 결과를 통한 통계치를 명확히 보여 드리지 못합니다. 다만 결과적으로 높아진다는 것이 이미 발표된 논문과 세계적 연구 결과로 증명되어 있습니다. 재발률도 연구 결과를 통해 3년 정도 지난 시점에서 7퍼센트 정도로 약간 높아진다고 확인되었고요."

나는 잠깐 뜸을 들였다가 환자가 가장 궁금해할 부분에 대해 답한다.

"가능합니다. 수술이요. 저는 최선을 다할 겁니다. 그 결과는 제가 감당할 부분이고, 선택은 환자분의 몫입니다."

"정말인가요? 가능한 거 맞아요?"

"네."

그제야 부부의 입가에 미소가 번진다. 내 치료의 끝이 어떨지는 아직 알 수 없지만 환자와 보호자가 미소 짓는 이 순간만큼은 내가 그들에게 도움과 희망을 줄 수 있는 사람이라는 것에 뿌듯함을 느낀다. 나는 치료를 통해 도움을 주는 사람이다. 언젠가는 가망없는 환자 앞에서 치료가 불가능합니다, 당신을 도와드릴 수 없습니다, 라는 말을 하게 될 때가 올 것이다. 하지만 비록 어깨는 무겁지만 지금은 그런 순간이 아니어서 천만다행이다.

사람은 실수할 수 있다. 치료 동의란 실수할 수 있다는 것을 인정하고, 최대한 실수를 줄이려 노력하겠다는 의사의 서약에 동의하고 공감하며 같은 방향을 바라보며 가는 것이다. 그런 의미에서 서약서는 곧 동의서이다. 그러나 현재 병원에서 내미는 동의서는 의료인의 치료 행위에 정당성을 보장하는 마지막 서류일 뿐이다. 환자와 보호자의 불만 같은 단순

민원 방어 수준을 넘어 법적 책임을 묻는 분쟁에서의 방어를 위해 필요한 안전 장치 말이다. 안타깝지만 이것이 현실이다. 치료에 성공해서 기적 같은 기쁨을 만들어 가자는 의사와 환자 간의 동의와 공감이 절대 아니다. 어쩌면 치료는 당연히 성공해야 한다는 생각, 실패는 무조건 의사 잘못이라는 잘못된 인식이 우리 사회에 너무 팽배해 있기 때문이 아닐까. 서로 섞이기 힘든 상반된 시각 때문에 극단적인 인식이 자리잡은 것 같아서 너무 안타깝다.

어설픈 사기꾼

o

 사십 대 초반의 중년 부부가 외래로 찾아왔다. 선근종으로 오래 고생하다가 나를 찾게 되었다고 했다. 외래 진료실에서 마주한 부부는 유난히 사이가 좋아 보였다.
 "선근종 치료가 필요하다고 보시나요?"
 "네. 너무나 고통스러워요. 이 약 저 약 다 써 봐도 듣지 않고, 약만 점점 많아지니 속이 쓰려서 더는 이렇게 살고 싶지 않습니다."
 "자녀 계획은 있나요?"
 "아뇨. 없어요. 그래도 생기면 가질 생각이라서 자궁 적출은 하기 싫어요. 보존할 수 있게 도와주실 수 있나요?"
 "먼저 진료해 보고 말씀드리죠."

진찰해 보니 자궁 앞쪽 벽에 국한되어 존재하는 선근종이었다. 크기가 5센티미터여서 보존적 수술은 복강경으로도 가능해 보였다. 진료를 마치고 다시 부부에게 물었다.

"보존적 수술이 꼭 필요한가요?"

남편이 대답했다. 매우 친절하고 다정해 보이는 남편의 표정에선 왠지 진정성이 느껴지지 않았다.

"아내가 너무나 수술을 하고 싶어 했어요. 그래서 먼 이곳까지 왔고요. 가능하다면 당장이라도 수술을 진행해 주세요. 되도록 빨리요. 아픈 아내를 옆에서 보고 있기가 너무나 힘듭니다."

남편의 말을 들으면서 무심코 눈에 들어온 아내의 표정이 심드렁했다. 남편은 무척 과장된 느낌이었고, 아내는 그런 남편이 어색한 듯 아무 말도 하지 않았다. 느낌이 좀 싸했다. 좀 이상한 부부네. 나는 복강경으로 수술을 진행하는 게 좋을 것 같다고 생각했고, 환자와 다음 약속을 잡았다. 며칠 뒤 그 부부가 눈에 띄었다. 매일 수술이 있었기 때문에 오후 회진 때는 다음 날로 예정된 수술 환자들을 일일이 찾아다니며 안심시키곤 한다. 내가 먼저 인사했다.

"환자분, 입원하셨네요. 잘 지냈어요?"

"네."

역시나 환자의 표정은 어색했고 대답은 무덤덤했다. 환자들은 의사를 만나면 반갑게 인사하고 잘 부탁한다거나 떨린다, 무섭다, 라는 말을 하는 것이 보통이다. 그런데 그 환자의 얼굴에서는 아무 표정도 읽을 수가 없었다.

"내일 수술실에서 뵙겠습니다."

인사를 하고 병실을 나오는데 남편이라는 사람이 따라 나왔다.

"선생님. 잘 부탁드립니다. 교수님이 직접 집도하시는 거죠?"

좀 당황스러운 질문이었다.

"네. 이 수술은 저만 하는 수술이라서 아직은 제가 다 합니다."

"네."

의아했다.

다음 날도 아침부터 수술이 있었다. 아침이면 나는 일찌감치 모닝커피 한 잔으로 뇌와 손 감각을 깨운다. 수술방 앞에서는 늘 심호흡을 한 번 한다. 수술복으로 갈아입고 수술방 안으로 들어가면 먼저 환자의 얼굴과 의무기록을 확인한다. 그런 다음 수술실 복도에 있는 손 세척 장치로 가서 무릎으로

물을 틀어 손을 적시고 일회용 세정제로 양 팔꿈치 위까지 솔질을 한 뒤 다시 무릎으로 물을 틀어 세정제를 씻어 낸다. 다시 무릎으로 탁 쳐서 물을 멈추면 준비 끝. 양손을 하늘로 쳐들고 수술실로 들어가서 수술방 간호사가 주는 마른 수건을 받아 물기를 닦는다.

"교수님, 안녕하세요. 이제 수술 시작이네요."

"흠… 그렇네요. 잘 해 봅시다."

간호사의 도움을 받아 수술복을 입고 장갑을 끼고, 마지막으로 수술복의 허리 매듭까지 꽉 묶은 뒤 환자 옆으로 갔다.

"메스!"

수술이 시작된다. 한참 후 잔잔한 음악 소리만 들리는 밀폐된 공간에 내 목소리가 울린다.

"다들 수고했어요."

"수고하셨습니다."

수술은 매우 안정적으로 잘 끝났다. 수술복을 벗고 탈의실에서 평상복으로 갈아입고 수술실을 나왔을 때 눈앞에 낯익은 사람이 서 있었다. 수술 환자의 남편이었다.

"교수님, 벌써 끝난 건가요?"

"네."

"수술은 모두 직접 집도하신 건가요?"

"네. 그런데 그건 왜 자꾸 물어보시죠?"

"아, 네. 그냥 물어본 겁니다."

또 이상했다.

"수술이 잘됐는지를 물어보는 게 먼저일 텐데요?"

최대한 감정을 드러내지 않으려 했지만, 불편한 심기를 감출 수 없었다.

"물론 걱정되지만, 워낙 잘하시는 걸 알고 있으니까요."

"오후 회진 때 뵙죠. 제가 봐야 할 환자들이 있어서요."

나는 돌아서서 저녁 회진을 위해 병동을 향했다. 아침 첫 수술 환자는 약간의 통증을 호소했지만 통증 조절이 나쁘지 않은 상태였고, 배액관을 통해 나오는 출혈량도 양호했다. 환자에게 좀 쉬라고 말한 뒤 병실을 나오자 아까 그 환자의 남편이 또 따라 왔다.

"교수님, 혹시 수술 중에 잘못된 게 있지는 않았나요?"

이상했다. 질문들이 이상했고, 남편이란 사람이 이상했다.

"글쎄요. 확인된 것은 없습니다만, 회복기에 잘 지켜봐야겠지요."

"네에."

다음 날 그 환자는 통증이 가라앉았는지 병동을 잘 돌아다녔다. 수술 다음 날 오후 회진 때는 배가 부푼 듯 답답하고 아프다고 했다. 수술 후 장에 가스가 차는 경우가 종종 있기 때문에 금식을 지시했다. 그 다음 날 아침에는 서 있는 자세와 누운 자세로 복부 엑스레이를 찍었다. 장 상태를 확인한 뒤 식사를 조절하기 위해서였다. 다행히 장 상태는 좋아서 그 다음 날로 퇴원 날을 잡았다. 남편이란 사람은 보이지 않았다. 잉꼬부부 못지않게 곁을 지키던 남편이었다. 옆에 있는 전공의 선생에게 한마디 던졌다.

"저 환자분 남편, 좀 이상하지 않아?"

"……."

의무기록, 환자의 치료 지시와 소독, 그리고 잡일로 가득한 전공의 선생의 일상에는 환자의 보호자 상태까지 생각할 여유가 없다는 것을 알지만, 그래도 너무 이상하고 궁금해서 해 본 질문이었다. 같이 회진을 돌던 임상 전문 간호사가 대신 대답했다.

"…무지하게 친절한 남편인 것 같아요."

"그래? 혹시 회진 시간이 아닐 때도 환자 옆에서 수발을 들어주고 같이 걸어 주고 그러나?"

"바빠서 다른 시간에는 병실에 안 가니까 그것까지는 모르겠어요. 그래도 회진 때마다 질문도 많고 관심이 많은 것 같았어요."

"…난 뭔가 좀 찜찜한 것 같아. 둘 사이가 행복하고 평안해 보이지가 않고 고생에 찌든 인상이라서 말이야. 평소에도 잘한다면 환자 얼굴이 밝을 텐데 그렇지가 않아서. 회진 때와 평상시가 좀 다른, 뭐랄까… 쇼윈도 부부 같다고나 할까."

둘 다 무슨 뜬금없는 소리지? 하는 표정이었다.

"아니다. 회진이나 마저 돌자."

그 환자는 다음날 예정대로 퇴원했다. 그러고 나서 8일 후 다시 와서 실밥을 풀고 주사를 맞고 약 처방을 받은 뒤 다음 달 두 번째 주사를 맡기로 하고 돌아갔다. 당시 환자는 수술 부위가 약간 아프다고만 했지 별다른 말은 없었다. 그러고 나서 3주가 지난 일요일이었다.

쉬는 주말이었는데 병원에서 전화가 걸려 왔다. 그 환자가 자기 몸에서 수술용 칼이 나왔다는 엄청난 소식을 전하며 월요일에 병원으로 찾아오겠다고 했다는 것이었다. 나는 일요일에 당장 응급실로 오지 않고 왜 월요일에 외래로 오겠다고 했는지가 궁금했다. 하지만 자세한 내막을 몰라 환자의 의무기록을 살펴봤고, 월요일에 외래를 찾은 환자를 만났다. 오전 수술을 마치고 오후 외래 시작 10분 전쯤이었다. 부부가 외래에서 나를 기다리고 있었다. 그러고는 칼이 들어 있는 비닐봉투를 불쑥 내밀었다.

"이게 어제 환자의 질에서 나왔어요. 그래서 다른 병원에 들르지 않고 이리로 직접 왔어요."

순간, 머리를 망치로 맞은 듯 멍했다.

"우선 진료실로 가서 진찰을 해 보죠. 혹시 깊은 상처가 있는지도 확인해야 하니까요."

질 안을 살펴봤지만 깨끗해도 너무 깨끗했다. 상처도 없었다. 여전히 이상했다.

"어제 뒷물을 하다가 질에서 칼이 나왔죠?"

"뒷물을 하다가 회음부 밑이 따끔해서 손을 넣어 봤더니 칼이 있어서 뺐어요. 이게 말이 되나요?"

수술 후 4주가 지나 질에서 칼이 나왔다는데 질은 너무 깨끗했고, 질에서 나왔다는 칼은 깨끗하게 씻어서 비닐봉지에 담아 왔다? 나는 직감했다.

"왜 어제 오시지 않았죠? 많이 놀라셨을 텐데요."

"저희 다른 병원에 들른 적이 없어요. 그런 데 가서 칼을 가져다가 거기에 넣을 그런 사람들이 아니라고요. 그런 오해를 받을까 봐 다른 병원에 들르지 않고 곧바로 여기로 온 거예요. 조금 늦기는 했지만."

11번 메스였다. 환자의 환부 소독은 수술방에서 했고, 수술 이틀째에 한 번 더 소독한 뒤 퇴원한 게 전부였다. 더군다나 환자가 받은 수술은 질을 통해 수술용 칼을 넣어서 하는 그런 수술이 아니었다.

"환자분이 받은 복강경 수술에는 이런 수술용 칼을 쓰지 않습니다. 환자분의 질에서 어떻게 이 칼이 나왔는지를 좀 더 정확히 알아봐야 할 것 같네요."

남편이 신경질적으로 캐물었다.

"수술하면서 당연히 칼을 쓸 게 아닙니까? 그 수술은 칼로 선근종을 절제하는 거라던데, 그때 이 칼을 배 안에 넣었다가 그대로 수술을 마친 게 아니라면 어떻게 이 칼이 거기서 나왔겠어요?"

나는 야릇한 의심이 기어이 현실이 되는 것 같아 참담함을 느꼈다.

"그렇다면 이 칼을 질 안에 넣고 한 달 동안이나 생활하셨다는 말인데, 상처 하나 없이 깨끗하시니 정말 다행이긴 하네요."

두 사람은 잠시 아무 말도 못 하고 있더니 남편이 아내를 보면서 다그쳤다.

"퇴원 후 골반이 아프다고 했잖아요. 그 뒤에도 골반이 아팠다고."

"환자분, 그럼 지금은 어때요?"

"지금도 조금 불편하지만 칼이 빠져서 그런지 괜찮아진 것 같아요."

외래 간호사와 조무사는 당황해서 어쩔 줄 모르고 우왕좌왕했다. 나는 입원 당시 의무기록상 문제가 있는지를 확인하려고 차트를 들여다보다가 결정적 단서를 찾았다. 나는 모두에게 눈짓으로 진정하라는 신호를 보낸 뒤 환자에게 설명했다.

"일단, 환자분께서 수술 중에 배 안에 칼을 담아 둔 채 수술을 마쳤을 거란 의구심이 든다고 하셨죠? 수술실에선 모든 사용 재료를 카운트합니다. 바늘 하나라도 쓴 것과 나중에 확인한 것이 맞지 않으면 수술은 끝나지 않아요. 그래도 혹시나 하는 가능성은 있겠죠."

"그렇겠지요."

남편이 심드렁하게 말했다.

"두 번째, 이 복강경 수술에는 그런 칼을 쓰지 않습니다. 게다가 환자 복부나 질에는 칼이 통과할 만한 길이 없어요. 그래서 설사 복부에 칼을 넣어 놨다 해도 그게 질로는 빠져나올 수가 없어요."

두 사람은 입을 꾹 물고 있었다.

"세 번째, 입원 당시 환자분의 장에 가스가 차서 수술 이틀째 되던 날, 그러니까 퇴원 바로 전날 복부 엑스레이를 촬영했었습니다. 기억나시죠? 여기 그 사진을 띄워 볼 테니 잘 보세요."

부부는 긴장한 표정으로 사진을 똑바로 보지 못했다.

"보세요. 골반을 포함한 복부 사진 어디에도 칼이 없어요? 그렇다면 수술 중이나 수술 후에 칼 같은 건 배 안에 없었다는 말이 되네요?"

갑자기 두 사람이 안절부절했다.

"어쨌든 갑자기 칼이 나와서 우리는 너무나 불안하고 힘들었어요. 진료비만이라도 피해 보상을 해 주셔야 할 것 같은데요."

내가 증거라고 가지고 온 칼을 달라고 했지만 남편은 완강히 거부했다.

"정말 문제가 있다고 생각하시면 정식으로 병원 담당 부서에 문제를 제기하세요. 그러면 병원 측에서 저희 쪽으로 연락을 할 거고, 중재를 하거나 다른 절차를 밟을 겁니다."

밖에서 밀린 외래 환자들이 웅성거리는 소리가 커졌다. 내가 병원의 고충처리반 연락처를 알려 주자 두 사람은 그 자리에서 나갔다.

악몽을 꾸고 난 것처럼 비몽사몽한 상태로 오후 외래를 마쳤을 때 병원 고충처리반에서 전화가 왔다. 환자가 문자로 사진을 보냈다는 것이다. 집에서 가까운 거리에 있는 수원의 한 병원에서 복부 엑스레이를 찍었고, 질 입구로 보이는 곳에 칼이 있는 사진이었다. 환자 부부는 수술 이튿날 사진을 찍고 전공의가 소독을 하면서 칼을 질 내에 넣은 것 같다며, 병원에 합의를 요청한 상태였다. 전공의 잘못인 것 같은데 나한테 클레임을 걸어서 미안했다는 말도 전해 달라고 했다는 것이다.

영상에는 11번 메스가 질 내에 세로로 삽입된 것이 아니라, 가로로 놓인 팬티라이너에 칼이 붙어 있었다. 그들은 엑스레이를 정면과 측면으로 같은 위치를 찍으면 이물질 칼의 위치를 가늠할 수 있다는 사실을 모르는 것 같았다. 게다가 환자는 샤워를 하다가 질에서 칼이 나와서 당황스러웠다고 했는데, 그럼 이 사진은 뭘까? 칼을 다시 거기다 집어넣고 병원에 가서 사진을 찍었단 말인가? 내가 보여 준 입원 때 찍은 사진을 보고 당황해서 부랴부랴 새로 연출해서 찍은 사진인 것 같았다. 병원 측에선 내 설명을 이해하지 못하고 어떻게 하면 합의금을 줄이거나 안 주고 넘어갈 수 있을지만을 고민했다.

나흘 뒤 원장 주재로 각 보직자들이 참석하는 회의가 열렸다. 칼이 나왔다는 민원이 매우 큰 일이라고 판단한 것 같았다. 나는 소명을 해야 하는 주치의라서 그 회의에 참석해야 했다. 그런데 전공의 선생도 와서 주변인들의 시선에 압도된 채 어깨를 움츠리고 불안해하고 있었다. 회의를 시작하기에 앞서 내가 먼저 말을 꺼냈다.

"오늘 안건으로 소중한 시간을 내 주셔서 감사하고 미안합니다. 다만, 회의 시작 전에 먼저 한 말씀 드리려고 합니다."

참석자들은 안건이 적힌 용지를 보며 웅성거렸다.

"이 안건에 대해서는 병원 측과 환자 측, 그리고 진료를 시행한 의료진 측에서 각각 의견을 정리하는 것으로 아는데, 저나 과장의 허락도 없이 누가 왜 전공의 선생을 이 자리에 참석하라고 했죠? 전공의 선생의 잘못을 따진다 해도 최종 책임은 저나 산부인과에 있습니다. 그런데도 힘없고 아직 배우는 처지의 수련의인 전공의 선생을 노출하면 안 된다는 불문율을 무시하고 이 자리에까지 오게 한 사람이 대체 누굽니까?"

고충처리반 담당 행정자는 자기가 진료 부원장의 허락을 받아 전공의에게 참석을 권했다고 답했다.

"정말 이 병원에선 비책임자 보호라는 원칙도 무시하는군요. 민원 사항을 제대로 정리하지도 않은 채 무조건 불러

앉혀 놓고 의료진에게 상처를 주고, 병원 책임은 회피하겠다는 겁니까? 저는 여태 이런 병원은 처음입니다만."

좌중이 소란스러워지자 진료부장인 외과 과장이 말했다.

"권 교수, 저도 여기서 오래 근무했지만 전공의를 이런 자리에 부르는 건 처음이라서 황당스럽네요."

"병원이 의료진의 책임을 덜어 주는 몸통의 역할은 하지 않고 고소인에게 노출시켜 병원의 피해를 줄이려고 한다면 이런 병원에서 일하는 의료진은 불행한 겁니다. 전공의 선생을 당장 자기 자리로 돌아가게 해 주시기 바랍니다."

"선생, 나가 봐요. 그리고 신경 쓰지 말고 일하세요."

내 말에 토를 다는 사람은 없었다. 하지만 다들 유쾌한 표정은 아니었다. 고충처리반 행정 담당자의 말로는 환자가 사흘 전에 진료비 탕감까지 요구하고는 아직까지 연락이 없다고 했다. 여기저기서 두서 없는 말들이 쏟아져 나오자 원장님이 나서서 물었다.

"권 교수님께선 이 상황이 자작극이란 말이죠?"

"네."

"그럼 어떻게 처리하길 바랍니까?"

"힘들어도 정면 돌파해야 합니다. 이게 자작극이라면 범죄입니다. 단순히 넘어가선 안 되기 때문에 저쪽에서 연락이 없어도 경찰에 신고해서 진실을 밝혀야 합니다."

그러자 진료 제2부원장인 신경과 교수가 언성을 높이며 끼어들었다.

"권 교수가 병원을 운영해 보지 않아서 그러나 본데, 병원은 그렇게 해서 이득인지 손해인지를 먼저 판단해야 합니다. 과연 경찰에 알려서 기사 거리가 되는 게 병원 이미지에 타격이 되는 것 말고 이득 될 만한 게 있을까요? 그냥 조용히 해결하는 게 좋을 듯한데요."

"이 일로 저뿐만 아니라 저희 산부인과와 전공의 선생 전체의 명예까지 실추되었고, 범죄를 눈감는 건 방조죄에 해당합니다. 그들이 또다른 범죄를 저지를 수 있다는 걸 생각하신다면 병원 이미지의 득실을 따지기보다는 더 중요한 가치를 생각해야 하지 않을까요?"

"권 교수, 경찰서 출두하는 게 얼마나 귀찮은지 알아요? 게다가 혹시라도 잘못이 권 교수 측에게 있다고 밝혀지면 피해가 더 커질 텐데, 과연 그렇게 하실 수 있어요?"

그 순간 나는 감정이 폭발하고 말았다.

"지금 저에게 겁박하시는 겁니까? 힘들고 잘못될 수 있으니 나서지 말라고요? 그게 교수가 할 말인가요?"

원장님이 설전을 막아섰다.

"일단 권 교수의 생각을 알았으니 저희가 회의를 더 한 뒤에 다시 말씀드리죠. 권 교수님은 나가 보셔도 됩니다."

나는 할 말을 다 못 한 채 자리에서 일어났다. 병동으로 가면서 전공의를 달랬다. 내 책임하에 잘 마무리할 테니 가서 해야 할 일에 집중하라고. 길게 보면 이 일이 그에게도 안 좋은 경험만은 아닐 것이다. 문득문득 그 사기꾼들이 언제 병원에 나타날까 촉각을 곤두세웠지만 병원 생활이 너무 바빴다. 그러다가 어느 날 갑자기 생각이 나서 행정 담당자에게 전화를 걸었더니 병원 측에선 조용히 넘기기로 했고, 환자와도 더 이상 접촉하지 않았다고 했다. 게다가 반 년이 지난 지금까지도 환자는 병원에 나타나지 않았다는 것이다.

o

그때 만약 내 생각대로 경찰서에 고발해서 재판까지 진행되었더라면 어땠을까? 시끄럽기는 했겠지만, 내가 지금 과연 이 자리에 어떤 마음으로 있을지 상상이 잘 안 된다. 어쨌든 그 사람도 환자였고, 아파했고, 내가 치료한 환자라는 것만은 틀림이 없었다. 그 환자가 아프지 않고 건강하게 살고 있다면, 지난날의 잘못을 청산하고 착하게 살고 있다면, 내 치료가 그의 삶에 조금은 도움이 되지 않았을까. 가끔은 그 환자가 아프지 않고 잘 살고 있을지 궁금하다.

나만의 일기

한때 나는 그날 세운 계획은 그날 결과를 봐야 하고, 그게 안 된다면 조금이라도 진척이 되는 것을 봐야 내일로 넘길 수 있었다. 하지만 그것은 사물에만 해당하는 일이었다. 사물에는 변수가 없어서 예상을 넘어서지 않기 때문이다. 하지만 사람이 대상일 때는 다른 문제였다. 사람에게는 무수한 변수가 숨어 있다.

사람들은 나를 성질 급하고 내 뜻대로 하지 않으면 성을 내는, 남들과 화합하지 못하는 사람으로 여기곤 했다. 나로서는 그들의 미지근한 반응이 반갑지 않았고, 계속 같이 가야 하는지가 늘 고민스러웠다. 나는 내가 주도한 일에는 책임을 지려 했고, 그 결과로 돌아오는 혜택은 내 몫이 아니어도 좋다고 생각했다. 그들은 책임지려 하지 않았고, 책임질 이유도 없다고 생각했다. 결과로 얻어진 혜택을 나누는 것 역시 굳이

마다 하지 않았다. 그들은 다수였고 난 거의 혼자였다.

그들과 나는 너무 달랐다. 그들에겐 자신의 생존이 가장 중요했고, 자신의 책임을 타인에게 돌리려 했으며, 즐겁고 행복한 결말은 반드시 자기들의 공으로 챙기려 했다. 그들은 여전히 기득권자이고, 나는 여전히 그런 그들과 싸우는 골칫거리다. 언젠가는 그들에게 정의를 보여 주겠다면서 나의 본 모습을 숨기고 그들과 어울리며 그들 사회의 정점에 서는 순간, 정의는 엿 바꿔 먹고 나 역시 그들과 똑같은 사람이 되어 있을지도 모른다는 생각이 종종 든다.

그렇게 살기 싫어서 나는 여태 남들과는 다른 길만 골라 다녔다. 그들과 정면 대치해서 싸워 온 것은 아니었다. 그러나 적어도 그들 밑에서 높은 자리를 꿈꾸며 그들 사회에 편입되기 위해 살아가는 삶을 선택하지는 않았다. 나에게는 나만의 삶을 영위할 수 있는 길, 그들이 날 건드려도 흔들리지 않고 견뎌낼 단단한 나만의 힘이 필요했다. 오랜 시간을 통해 그 힘이 바로 실력이라는 것을 깨달았다.

그 실력이란, 부단한 노력으로 연구와 실험을 통해 얻어지는 연구 성과물이 아니었다. 나는 매일 환자를 진료하는 진료의이다. 그런 내가 연구에 몰두해서 얻을 수 있는 연구 성과에는 한계가 있다. 그렇지만 내 임상 진료를 통해 얻어 낸 연구 결과를 발표하고 알리는 일에서만큼은 선두를 달려야 한다고 생각했다. 교수로서 당연히 해야 할 일이지만 쉽지 않은 목표였다. 지금껏 내가 해 온 일은 환자 진료이니 나는 이 분야에서 내 실력을 키워 나가기로 다짐했다. S시에서 7년이 넘는 시간 동안 나는 임상 진료에 모든 노력을 쏟아부었다. 그런 뒤 서울의 중소 대학병원으로 자리를 옮겼다.

두 병원의 공통점은 산부인과가 매우 쇠퇴하고 있었다는 점이다. S시는 두 선후배가 동시에 병원을 그만두어서, 서울은 부인종양학 교수가 불미스러운 일로 사직해서 급작스러운 하강 국면을 맞이한 것이었다. 언젠가 내가 또다른 병원으로 가야 하는 날이 온다면, 그곳은 당연히 날 이끌어 줄 수 있는 병원이어야 할 것이다. 같은 상황이거나 동급 병원이라면 지난 세월의 노력이 너무 허무해질 것이기 때문이다. 언제가 될지 모르겠지만, 그런 날을 생각하면서 나는 지금도 부단한 노력으로 진료하고 있다.

나는 이곳에서 시스템을 정립하는 데 인생을 바치기보다는 참된 진료를 통해 환자들에게 건강과 일상을 돌려주는 게 내 일이란 것을 잊지 않고 있다. 그렇기에 이곳에 모든 노력을 쏟아서는 안 될 것이다. 좀 더 여유를 갖고 내가 추구하는 여정에 충실해야 한다. 상대적으로 체계가 느슨한 조직체가 오히려 내게 기회를 주고, 나 자신에게 집중할 여건을 마련해 준다는 사실을 잊지 말아야 한다. 그렇다고 조직에 등을 돌리거나 조직과 맞서 가벼운 싸움이라도 벌이는 건 안 될 일이다.

의사는 치료하는 사람이다. 그렇다면 치료란 무엇인가? 아주 옛날 철학적 기반 아래 치료자로서 배웠던 각론과는 달리 시대가 흐르면서 치료 대상과 목표점이 좀 더 단순하고 구체적으로 바뀌었다. 치료의 초점도 사람이 아니라 사람에게 생긴 질병 자체나 신체 일부분이 되어 버렸다. 선근종으로 불임을 겪다가 진료실을 찾은 환자에게 내가 여러 번 묻는 것도 그것이다.

"똑똑."

"들어오세요."

"교수님. 전 선근종을 갖고 있는데요. 아기를 갖고 싶어서 열 차례 이상 시험관 시술을 했어요. 연이은 착상 실패를 겪었고, 어쩌다 착상이 되었다가도 유산으로 이어져서 아직 아기가 없어요."

"언제 시작했나요?"

"4년 됐어요. 중간에 너무 힘들어서 못 했어요. 생리 때마다 과다출혈과 통증으로 응급실에 가서 마약성 진통제와 수혈로 버티면서도 시험관 시술을 계속 시도하는 나 자신이 너무 싫어요."

"그럼, 지금은 제가 뭘 도와드려야 하나요?"

"시험관 시술을 하는 난임병원에서 다시 해 보자고 하는데, 저는 자신이 없고 너무 힘들어요."

그렇다. 이 환자는 도피성 진료를 온 것이다. 지금 나에게 어쩔 수 없는 치료를 할 처지에 놓인 자신을 구해 줄 방법을 찾아 달라고 애원하고 있다. 그러면 나는 다시 직설적인 질문을 해 본다.

"제가 여쭤 볼 게 있어요."

"네!"

"선근종은 질병의 정도에 따라 증상이나 불임의 정도가 다른 질환입니다. 그냥 선근종이 있는데 시험관에 성공했어요, 하는 말에 현혹될 수 있는 질환이 아닙니다. 환자분처럼 몇 년 동안이나 고생하면서 시도해 봐도 안 되는 분들이 허다하니까요."

환자와 보호자가 내 말을 경청한다.

"처음 난임센터에 갔을 때 환자분은 아기를 갖고 싶어 했고, 심한 생리통과 과다출혈 증상이 있었습니다. 그 당시 산부인과에서는 자궁 적출밖에 답이 없다고 했지만 아기를 가지고 싶어서 난임병원을 찾아갔겠죠?"

"네."

"그 당시 의사는 환자분의 상태를 확인한 뒤 시험관을 하자고 제안했을 겁니다. 여기서 짚어 봐야 할 중요한 부분이 있어요. 4년 전이라면 자궁선근종으로 불임을 겪는 환자들에게 희소식 같은 치료 방법이 이미 있었어요. 난임 전문 의사라면 그런 사실을 알고 있어야 하고, 많은 관심을 가졌어야 합니다. 따라서 그 의사가 알고 있었다고 가정한다면, 그 의사는 환자분을 진료한 뒤에 수술보다는 시험관 시술이 좀 더 좋은 치료라고 판단했겠죠. 하지만 확실한 근거는 없지만, 그 의사는 자신의 주관적 판단을 객관화하면서 무리하게 시술을 시도한 겁니다. 그 판단이 얼마나 주관적인 판단이었고, 잘못된 것이었는지는 굳이 밝힐 필요가 없습니다. 지금 밝혀졌으니까요."

두 사람은 눈을 깜빡이며 나를 뚫어져라 쳐다본다.

"환자분이 겪었던 그 힘든 시간들, 연속된 임신 실패가 그 결과잖아요!"

"아!"

환자는 이해하면서도 기분은 좋지 않아 보인다.

"그렇다면 그 의사는 이런 결과를 예측했을까요? 아닐 거예요. 만약 예측하고도 실패가 뻔한 시험관을 진행했다면 그 사람은 의사로서 하지 말아야 할 짓을 한 겁니다. 그러니까 그 의사는 아마도 예측하지 못했다고 생각하는 게 맞을 겁니다. 그래야 윤리적인 비난도 회피할 수 있으니까요."

난 잠시 멈췄다가 다시 말을 잇는다.

"그렇다면 고통스런 결과가 나타날 거란 예측을 못 해서 잘될 줄 알고 이렇게 심한 선근종 환자에게 난임 시술을 시행했다면, 그런 의사의 판단을 어떻게 봐야 할까요?"

환자는 나의 다음 말을 기다린다.

"그 의사는 주관적 판단을 수정하거나 그만두어야 합니다. 다시 말해, 실력이 충분한 의사라고 하기 어렵다는 말입니다. 무능하다고 할 수 있겠지요."

두 사람은 가만히 앉아 두 눈만 꿈뻑거린다.

"그 의사는 그렇게라도 해야 했겠지요. 하지만 적어도 순수하게 환자를 위해 그렇게 했다는 생각은 들지 않아요. 자신이 집도하지 못하거나 접해 보지 못한 수술 결과에 관한 새로운 정보를 외면한 겁니다. 새로운 의술인 자궁보존술을 공부하지도 않았고, 환자들에게 가장 적합한 치료를 해야 할 최전방에 있으면서 반복되는 실패에도 계속해서 기존 시술을 시도했다면 그런 사람은 의사 자격이 없어요. 단지 그렇게 해서 직장 생활을 유지하려고 했는지는 모르겠지만요."

아직도 환자는 내 말을 제대로 이해하지 못하는 것 같다.

"만약 임신이 됐다고 쳐도 임신 중기에 유산이나 조산 같은 치명적 위험이 큰 선근종을 유지한다면, 그 아픔은 누구 몫입니까? 당연히 환자분과 보호자일 겁니다. 하지만 그 의사는 그 시술과 관련 지으려 하지 않을 겁니다. 아이가 미숙아로 태어난다고 해도 아이를 돌봐야 하는 엄마는 악화된 선근종 때문에 고통스러워서 육아에 집중할 수 없을 겁니다. 그렇다면 시험관 시술이 과연 선근종으로 고생하는 환자분을 치료하는 방법이 맞을까요? 아니면 환자분의 생각을 제쳐 놓고 그냥 시험관 시술만 한 것일까요?"

그제야 두 사람이 고개를 끄덕인다.

"제가 난임병원의 시험관 시술에 반대하는 것은 아닙니다. 의사가 치료하는 대상은 환자인 사람이어야 합니다. 시험관 시술은 그 대상이 간절히 바라는 것일 뿐이고요. 따라서 의사라면 환자의 건강도 지키고 바람도 이룰 수 있도록 서로 적절한 교류를 통해 최선의 치료법을 찾아 진행해야 합니다. 그런데 그 의사들은 환자들이 자궁을 적출하고 싶지 않다고 하면 시험관을 하라고 권합니다. 자궁보존술을 하면 자궁이 파열된다는 잘못된 정보를 떠들면서 환자들에게 시험관 시술을 유도합니다. 물론 모든 의사가 그렇다는 게 아니라 환자분을 치료했다는 일부 난임 전문 의사들의 행태가 그렇다는 겁니다."

"자, 이제 환자분이 정말 원하는 것이 무엇인지 말해 보세요."

환자가 눈물을 흘리기 시작한다. 간호조무사가 화장지를 건넨다. 눈물을 닦은 환자가 이야기를 시작했다.

"전 아기를 갖고 싶어요. 그리고 아프지 않고 행복했으면 좋겠어요. 이렇게 아픈데도 참는 건 아기를 가지고 싶어서에요."

남편이 환자의 말을 거든다.

"전 아기를 포기한 지 꽤 됐어요. 저는 단지 아내가 아프지 않고 행복하기만을 바랍니다. 그래서 적출해야 한다면 그것도 받아들일 수 있어요."

남편은 아내를 진심으로 위하는 마음으로 말했지만, 아내는 고마워하는 표정이 아니다. 자궁을 적출해서 아프지 않으면 좋겠지만, 영원히 아기를 갖지 못하게 되는 상황을 받아들이기가 힘든 것 같다. 환자는 아기를 정말로 원하고 있다.

"의사는 사람을 치료하는 사람입니다. 제가 어떤 도움을 드릴 수 있을지 생각해 볼 테니 환자분도 진심으로 저에게 부탁할 것을 정리해서 말씀해 주세요."

한 달 뒤 환자는 자궁보존술을 받았고, 별다른 문제 없이 퇴원했다. 그리고 10개월이 지나 남편과 함께 외래를 찾아왔다.
"교수님, 안녕하세요."
환자가 매우 명랑한 목소리로 인사했다.
"잘 지냈어요?"
"네. 너무 행복해요."
진료해 보니 자궁보존은 너무나 잘 되었고 병변도 없이 최고의 수술 결과를 보여 주었다. 난 기억을 더듬어 가며 물었다
"이제 나이도 있는데 시험관 시술은 시도해 봤나요? 자궁 상태가 너무 좋아서 시험관을 시도하기에도 꽤 괜찮을 것 같아요."
"교수님, 아직 시험관 안 했어요."
"네??"
"사실 제 나이가 이제 마흔이 넘었잖아요."
"네. 그러니까 하루라도 빨리 시험관 시술을 해서 젊은 엄마가 되셔야죠?"
"아니요. 그동안의 삶은 삶이 아니었어요. 전 지금이 너무

좋아요. 전 다시 시험관을 했던 악몽 같은 시간으로 돌아가고 싶지 않아요."

"아기는요?"

"남편도 지금이 너무 좋다고 아기 생각이 없다고 하네요."

의외였다.

"네. 가족 계획은 두 분이 결정할 일이니 더 이상 묻기는 어렵네요. 다만 자궁 회복이 너무 잘 되었으니 원하신다면 언제든지 좋은 결과가 있을 겁니다."

"교수님, 너무 감사합니다."

참 아이러니했다. 그토록 아기를 갖기 위해 열 차례 넘는 시험관 시술의 실패와 유산으로 얼룩진 이력을 가지고도 아기를 갖고 싶다고 찾아왔던 환자가 전혀 아프지도 않고 아름다운 생리를 하는 자궁을 갖게 된 지금 오히려 아기 생각이 없다는 것이. 하지만 시간이 지나 변한 것이 아니었다. 처음부터 그랬다. 언젠가 원한다면 아기를 가질 테지만, 환자는 이대로 인생을 즐기면서 남편과 같이 살다가 폐경을 맞이할 가능성이 높다. 이제야 자신이 정말 원하는 삶을 깨달았고 찾은 것이다.

정작 지옥 같은 삶을 이어온 이유는 자궁 적출과 그 이후 벌어질 주변 관계의 공포(시부모나 아기를 가져야 한다고 믿는 사람들) 때문에 적출 수술을 선택하지도 못하고 시험관 시술을 계속하면서 전전긍긍했던 것이다. 그리고 정말로 아기를 갖게 된다면 결국 자궁을 적출해야 할 것이다. 무척 고통스러울 테니.

사람을 치료하고 치유하는 일은 매우 어렵다. 훗날 그 환자가 다시 아기를 갖고 싶어진다면 시험관 시술 실력이 부족한 내가 욕심을 부리기보다는 훌륭한 난임병원을 찾아 주는 것이 최선일 것이다.

환자의 삶을 이해하지 못하고 고통스러운 시간을 보내게 만드는 사람은 의사로서 자격이 없다. 의사들이 각자의 진료 분야에 따라 전문 치료를 할 수 있는 사회가 올바른 사회이다. 그런 사회에서는 치료자들에게 적절한 대우를 해야 한다. 그래야 우수한 의사들을 통해 건강이 유지되고 증진되는 사회가 될 것이다. 치료자가 우대받지 못하고 덤핑하듯 무분별한 시행만 남용되고 번성한다면, 건강하지 못한 사회로 바뀌는 것은 시간 문제다.

불행히도 현대 사회는 이미 그런 방향으로 치닫고 있다. 대중 매체에서는 프로그램을 제작해 국민들을 세뇌하고 특정 의사들을 광고해 준다. 의사들이 유명 의사가 되기 위해 그런 프로그램에 출연하려고 발버둥치는 현상까지 초래되고 있다. 유명 의료인을 광고하는 프로그램을 조심해야 하는 이유다.

가끔은 이런 말을 듣는다.

"당신은 너무나 이상론자이다. 현실을 외면하지 마라."

현실적인 의사는 자신의 직업적 가치로 의료 행위의 질을 평가한다. 누구나 직장을 가지게 되면 그 직장이 편하고 복지도 좋고 스트레스는 적으면서도 월급은 많기를 바란다. 의사들도 마찬가지다. 지금의 의사들 대부분은 의사를 직업적 가치로만 평가하면서 살아간다. 그런 현실에서 초현실적이고 이상적인 가치와 정의를 외치면 돈키호테나 산초와 같은 사람으로 여긴다. 그래서인지 이상적인 의료를 추구하는 나를 걱정하는 지인들이 많다. 물론 나도 그런 마음을 이해한다. 다만 내가 남들처럼 살아지지 않을 뿐이다.

진실함이나 자질은 부족하면서도 권력과 명예에만 치중하는 의사들을 만나면 그냥 모른 체하고 넘어가야 하는데, 그런 이들이 탐욕을 숨기고 진실과 정의를 실천하는 진실한 의사인네 하는 것을 보면 부글부글 화가 끓는다. 그들은 지금도 진료는 뒷전이고 겉모습을 포장하는 데 모든 노력을 기울이고 있다. 정년이 지나 퇴직하고서도 한 번 맛본 권력과 기득권을 놓지 못한다. 나는 그들을 냉정하게 대하고 싶다. 공격하기보다는 무시하고 싶다. 그들이 잘살고 있다고 느끼는 데 작은 보탬도 주고 싶지 않기 때문이다. 그들은 실력으로 나와 겨누려 하지 않는다. 평생 해 왔던 것처럼 계략을 꾸며 정치적 몰이를 하다가 나를 무너뜨리려 들 뿐. 그러나 지금은 나를 함부로 공격할 수 없을 것이다. 그러기엔 지금의 내가 너무 활발히 내 전문 의료 분야의 중심부에서 활동하고 있기 때문이다.

그래서 나는 그런 이들이 주로 활동하는 국내 학회가 아닌 해외 학회로 눈을 돌려 발표와 학습을 진행해 왔고 나머지 시간에는 진료와 연구에 전념했다. 짧은 시간 동안 그들보다 몇 배나 더 많은 진료와 수술을 진행했다. 이제 어느덧 중년이 된 나는 이런 삶을 후회해 본 적이 없다. 내가 가려는 길을 걸어 왔기에 나 자신에게 부끄럽지 않다.

하지만 그들은 여전히 기회를 볼 것이다. 어쩌면 나에게 틈이 생겨 정점에서 내려오기만을 기다릴지도 모른다. 그때까지 내가 살아 있다면 난 그런 자들이 잘살게 내버려 두지 않을 것이다. 참고로 다시 한번 말하지만, 노탐은 매우 추접하고 그 말로도 상당히 초라할 것이다. 제발 황혼을 맞이한 그런 자들이 노탐보다는 멋진 황혼을 즐기기를 바란다. 물론 쉽게 변하지는 않을 테지만.

백수 같은 나

스물두 살 난 아들이 어느 날 다짜고짜 묻는다.

"아빠, 난소암이 뭐야?"

"난소암? 난소에 생긴 암이겠지?"

"그렇지! 그럼 그런 건 누가 치료해?"

너무 황당스러웠다. 대한민국 부인암 전문 교수로 한길만을 걸어왔건만 정작 내 자식들은 아빠가 무슨 일을 하는지 잘 모르고 있다니.

"아빠가 부인암 전문 교수야! 그게 아빠가 치료하는 분야이고."

"아, 그래? 내가 아는 형의 어머니가 난소암이래. 속초에 사시는데 서울 와서 치료받고 싶다고 하시네."

"그래?"

얼마 후에 모르는 번호로 전화가 걸려 왔다.

"안녕하세요. 태현이에게 부탁해 연락한 체육관 형입니다. 어머니가 난소암 말기라고 하시네요."

"그래요. 서울로 오시면 제 외래 진료를 잡으세요. 아니면 응급 진료를 잡으셔도 됩니다."

"감사합니다."

아들이 내 전화번호를 보호자에게 전해 주었던 모양이다.

"아들아, 환자와 보호자에게는 아빠 개인 휴대폰 번호를 알려 주면 안 된단다. 아빠의 사생활 보호 차원이야."

"미안해요. 몰랐어요. 앞으로는 그렇게 할게요."

나는 집에서는 의사 티를 전혀 내지 않고 그냥 동네 백수 아저씨처럼 지내는 편이다. 모든 일은 주중에 마치고 집에 올 때는 알코올 냄새를 싹 지우고 무직의 백수 아빠처럼 지내는 것이 좋다. 요즘은 체력이 떨어졌지만(나이를 못 속인다) 젊었을 땐 주말이면 자주 아이들과 나들이나 캠핑을 다녔다. 집에 있을 때도 아이들의 학습 도우미를 하거나 자주 놀아 주었다. 의사들은 대개 주말에는 동료 의사들과 운동을 함께하면서 친목을 다지거나 개인 취미생활을 하고, 그것도 아니면 학회 활동에 열을 올린다. 하지만 나는 주말마다 오로지 가족만을 위해 시간을 쓴다. 대신 주중에는 주말에 못 한 일까지 두 배 더 노력한다.

○

 언젠가 첫째 아들과 둘째 딸을 영국에 데려간 적이 있다. 당시 아들은 중학교 2학년, 딸은 초등학교 6학년이었다. 엄마는 사정이 있어서 한국에 남았고, 나 혼자 두 아이를 데리고 런던으로 향했다. 그 일정에는 해외 학회 참석과 구연 발표가 포함되어 있었다. 학회 일정을 마친 뒤 갈 만한 주변 관광지 일일 투어 프로그램을 미리 예약해 두었다.
 아이들과 엘리자베스 여왕이 업무를 보고 거주하는 관광 명소로 알려져 있는 윈저성으로 가기 위해 런던에서 다른 관광객들에 섞여 대형 관광버스를 타고 출발했을 때였다. 내 머릿속엔 오로지 아이들이 즐거운 시간을 보내기를 바라는 마음 하나뿐이었다. 너무 피곤해서 무표정하게 창밖만 바라보고 있자니 투어하는 동안 가이드의 안내를 듣는 것조차 고역일 정도로 컨디션이 좋지 않았다. 엄마 없이 두 아이들 챙기는 것도 쉽지 않았다. 윈저성 투어를 마치고 나오면서 가이드가 아이들에게 내가 누구인지 물었다. 아이들이 아빠라고 하자 다시 아빠가 뭐 하는 사람이냐고 물었다. 아이들이 우리 아빠는 의사이고 대학교수라고 하자 가이드가 크게 웃으며 말했다.

"너희들 농담도 잘하네. 표정 하나 안 바꾸고 거짓말도 잘한다."

아이들이 멀뚱멀뚱하다가 다시 말했다.

"정말 의사예요."

그런데도 가이드는 어처구니없다는 표정을 지으며 말했다.

"내가 가이드라서 사람 보는 눈이 좀 있거든. 그런데 너희 아빠는 절대 의사가 아니야. 의사 특유의 느낌이 전혀 안 나거든."

남들 눈에 그렇게 보일 정도로 나에게는 특정 직업인의 모습이 배어 있지 않았던 모양이다. 사실 내가 지향하는 삶의 방향이 바로 그런 것이다. 자유롭고 이상적이면서도 내 분야에서 최고가 되는 것. 그 때문에 겉모습에는 전혀 내 직업이 드러나지 않는 엉뚱하고도 재미있는 삶을 살아 왔기에 그렇게 봐 주는 가이드의 판단이 오히려 마음에 들었다. 내가 미쳐 날뛴다 해도 아마 의사라는 집단의 품위에는 전혀 먹칠을 하지 않을 것이다.

o

지금 근무하는 대학병원에서도 나는 프로 근성으로 일한다. 환자를 치료하는 내 전문 분야에선 누구보다도 진정한 의사의 모습으로 다가가지만, 다른 일에서는 남의 시선을 의식하느라 내 삶을 갉아먹으려 하지는 않는다. 훗날 나는 훌륭한 의료인으로 기억되기보다는 지나온 인생을 즐겁게 회상할 수 있는 노년을 보내고 싶다. 아직 완성되지 않은 내 인생의 끝자락을 맞이할 때까지 절대 포기하지 않는 인간으로 살아가고 싶다.

환자에게 필요할 때 내가 환자를 도와줄 수 있는 의사라는 것에 자부심을 느낀다. 환자에게 진심으로 고맙다는 말을 듣는 경우가 종종 있다. 이 나라에서, 아니 이 세상에서 나만이 환자들이 원하는 수술적 치료를 할 수 있다는 현실이 독특하긴 하지만, 이런 상황을 자연스럽게 받아들이고 환자에게 잘 설명해야 한다. 하지만 진실을 왜곡하는 의사들의 소견을 듣고 신뢰하기 어려워서 환자들이 나를 찾아오면 나는 종종 감정이 북받친다. 대다수 환자들은 치료를 받고 내가 하는 치료의 효과에 크게 만족하고 긍정적으로 평가하지만, 시간이 지나다 보면 건강한 삶은 당연한 것이 되고 아팠던 시절의 절망은 잊어버린 채 다시 예전 삶의 방식으로 살아간다. 그러다가 질병이 재발이라도 하면 그것이 마치 의사 잘못이라도 되는 양 원망하기도 한다. 사람을 치료하는 일은 그래서 힘들고 지치는 일이다.

아무리 치료에 최선을 다했어도 그 한 줌의 원망에 나 역시 자유롭지 못하다. 환자에게 미안함을 느끼고 상처받는다. 좋은 치료의 결과도 시간이 지나면 잊히고, 나쁜 치료의 결과는 상처와 책임을 묻는 고통의 시간으로 채워진다. 누군가를 치료하고 보람을 느끼며 살아가는 것이 의사의 삶이라고 한다면, 그것은 의사의 본질을 너무나도 가볍고 단순하게 바라보는 것이다. 의사는 초능력자나 능력이 우월한 사람이 아니다. 삶을 윤택하고 행복하게 만드는 신적인 존재도 절대 아니다. 그보다는 아픈 환자들을 돕고 힘든 삶에서 벗어나게 해주는 봉사자라고 할 수 있는 보통 사람들이다. 그래서 참의사는 힘들다. 보람되고 행복하고 우월한 삶을 살아가기가 쉽지 않기 때문이다.

의사의 고뇌에는 심각한 수준의 심적 고통이 따른다. 고뇌하는 이유는 대자연의 섭리나 우주의 섭리 때문이 아니다. 한 인간이 다른 인간의 건강 때문에 하는 고뇌다. 수의사는 동물을 치료하는 일로 고민하며 그 동물을 사람처럼 대한다. 치료 결과가 나쁘면 괴로워하고, 혹시 죽기라도 하면 애달픈 마음으로 통곡할지도 모른다. 수의사에겐 그 동물이 인간 수준의 친구이기 때문이다. 그런 시간이 지나면 우리는 더 나은 치료로 최선을 다하는 그가 되어 있는 것을 보게 될 것이다.

그러나 의사는 '사람 같은' 생명체가 아닌, '사람'을 치료한다. 그 사람이 죽었다는 것은 의사 자신과 같은 사람이라는 생명체가 죽은 것이다. 그 때문에 고뇌와 고통은 이루 말할 수 없을 정도로 크다. 치료해 온 환자를 떠나 보낸 의사는 어쩌면 의료업을 포기하고 슬픔 속에서 살아갈지도 모른다. 환자의 죽음은 아무리 합리화하려 해도 인간이 경험하는 가장 극단적인 고통이기에 그는 평생을 그 죽음의 고통과 번민으로 살아갈 수도 있다. 이런 상상만으로도 사람을 치료하는 의사라는 것이 얼마나 힘들고 어려운 직업인지 짐작할 수 있다. 물론, 장사꾼 같은 의사나 정치인 같은 의사, 사기 치는 의사에게는 해당하지 않는 말이다.

나는 항상 마음 한구석에 의사를 그만둘 생각을 가지고 있다. 당연히 가족의 생계와 앞으로 살아갈 일이 두렵고 불안한 것이 사실이다. 하지만 설령 그런 상황에 직면한다고 해도 의사로서 감내해야 하는 번민과 고통을 생각하면 그만두고 싶은 마음이 사라지지 않는다. 내 치료가 최고라고 자부할 수 없다면 자신 있게 그들을 치료할 수 없을 것이다. 나보다 더 치료를 최우선으로 하는 의사들을 소개하는 것이 더 나을 테니 말이다.

백수 같은 나

대학병원에 근무하다 보면 다른 대학병원이나 종합병원에서 치료받던 환자가 찾아오는 경우가 종종 있다. 그들이 찾아오는 이유를 충분히 공감할 수 있다. 이 병원 저 병원 다니면서 좀 더 우수하고 자신들이 선호하는 치료를 받기 위해서이니. 그런데 그 치료 범위가 너무 다양하면 그 치료의 양 끝에 있는 의사 중 하나는 최고의 명의이고, 다른 하나는 못난 의사일 확률이 높다. 자신의 치료가 시대에 뒤떨어지고 환자에게 권하기에도 부당하다는 현실을 직시하지 못한다면, 그 의사는 무능하고 못난 의사가 맞다. 의료인을 믿고 방문한 환자는 그런 의사 때문에 최선의 방법으로 최고의 치료를 받을 권리가 철저히 무시된 것이기 때문이다. 만약 자신이 권한 치료가 뒤처진다는 것을 알면서도 자신의 한계 안에서 해결하려 했다면 환자가 최상의 치료를 받을 권리를 박탈한 사기나 다름없다.

내 경험으로는 후자가 더 많았다. 그런 의사들은 치료를 병원 존속을 위한 수입 창출의 방법으로 본다. 그러면서도 절대로 그런 사실을 인정하지 않고, 자신의 입지를 이용해 감추려 한다. 무슨 학회의 이사나 위원장이란 직함으로 자신의 치료를 포장하고 방송을 교묘히 이용하기도 한다. 하지만 내가 생각하는 상식적이고 평범하며 올바른 의사란, 자신이 할 수 있는 최상위의 치료만을 시행하고 그 범위를 넘어설 경우 소견서를 써서 상급 병원이나 명의를 소개하면서 환자의 건강을 빌어 주는 의사다. 그러나 현실은 그렇지 못한 경우가 더 많으니 안타깝다.

덫에 걸려들지 않으려면

 우주 속에는 은하계가 있고, 그 은하계 안에는 지구가, 그 지구 안에는 대한민국이, 대한민국 안에는 서울이 있고, 그 서울 안에는 지금 내가 사는 집이 있다. 그리고 그 안에는 사람이 있다. 나는 어려서부터 이런 생각을 자주 했다.

 대자연 속 생물들은 저마다 다른 삶을 살다가 생을 마감하고, 다시 새로운 생명이 태어난다. 인간도 탄생과 사멸을 반복하면서 인간 존재 의미를 얻게 된다. 그러나 인간은 인간 중심의 세계관과 우주관을 가지고 있다. 세상의 중심이 자신이라는 생각으로 주변을 통제하고 자신만을 위해 살아간다. 나 역시 그런 사람이다. 그러나 나는 인간의 삶이 유한하다는 것을 이해하기에 주변의 사회적 관계를 통해 강요되는 삶의 방식을 받아들이고 싶지 않다. 때로는 주변의 거센 반박에 부딪혀 내 삶의 방식을 바꾸기도 하지만, 절대 굴복하지는 않으려 한다. 내가 살아가는 이 유한한 삶은 주변 사람들의 영향 때문에 낭비할 만큼 하찮은 것이 전혀 아니기 때문이다.

선생님들이나 선배들은 나에게 성격은 모나지 않아야 하고, 윗사람에게는 예의 바르게 순종해야 하며, 내 생각을 내세우기보단 겸손하게 살면서 나만의 실력을 쌓아 가라고 했다. 그래야 성공할 수 있다는 것이다. 결론을 말하자면, 나는 지금 그렇게 살고 있지 않다. 오히려 내 삶에 등장하는 사물과 사건, 인간을 내가 이제껏 살면서 가지게 된 신념에 따라 대하며 살고 있다. 감정을 감추지도 않고, 윗사람에게 항상 저항하지도 항상 복종하지도 않는다. 내가 생각하는 겸손은 나보다 실력 없는 사람의 생각도 존중하고 들어주는 것이지, 나를 낮추고 내 실력을 평가절하하고 그들의 비위를 맞추는 것이 아니다.

나는 상대방이 나에게 없는 것을 가지고 있을 때 부러움을 느낀다. 그렇다고 해서 사회적, 보편적 가치관이 내 가치 척도와 일치하는 것은 아니다. 내가 항상 부러워하는 것은 껍질의 화려함이 아니라 본질의 숭고함이다. 내가 부러운 것은 값비싼 차를 타는 내 또래의 부유함이 아니다. 그보다는 오히려 그 비싼 차를 타는 진정한 부자들에게서 자연스럽게 드러나는 고상한 정신세계다.

　사람은 모두 동등한 존재다. 우리는 다양한 가치관 속에서 공존하지만, 국가라는 테두리 안에서 싸우고 정복하고 통제당한다. 이런 원칙은 내가 속한 의사, 특히 교수 집단에도 적용된다. 한때 미투 문제로 대한민국이 떠들썩했다. 그런데 실제로 미투로 고발된 대상은 빙산의 일각에 불과했다는 말이 있다. 그렇다면 그 빙산의 나머지는 왜 고발 대상에서 제외되었을까? 아마도 그들의 다양한 처세술 덕분이었을 것이다.

　미투로 고발된 자들보다 더 심한 짓을 저지른 자들이 철저히 자기들의 위선을 감추고 속여 왔다. 사회적 신뢰도가 가장 낮은 정치인들이 주로 하는 짓이다. 그들은 불륜을 꾸짖고, 건강한 사회 만들기 캠페인을 벌이고, 패륜아를 공격하고, 상대적 약자라는 이유로 불이익을 받는 여성들을 위한 공개 방송이나 공적 행사에 얼굴을 내민다. 그러면서도 암묵적이고 정치적인 야합을 위해 저녁이면 요정의 술자리에서 옆에 앉은 여성들을 농락한다. 그녀들에게 지체 높은 양반들을 잘 모시라는 당부도 잊지 않는다. 그런 위선자들이 건전한 캠페인과 약자를 위한 지원으로 포장한 자신의 이미지를 세상에

각인시킨다.

교수 사회도 비슷하다. 다만 정치인이 아니다 보니 위선 프레임이 허술했을 때는 수십 년 된 교편을 놓고 병원과 의과대학을 떠나기도 한다는 것만 조금 다를 뿐이다. 누구보다 여성 전공의 선생 편에서 이야기를 들어주고, 그들의 처지를 대변해 온 것으로 알려진 교수가 정작 술자리에서는 자신의 먹이감을 찾은 경우도 있었다. 주변에서도 그의 위선적인 행동을 모두 알고 있었지만, 들춰내거나 욕하지 않았다. 그 결과로 지금 그는 큰 병원에서 심지어 교수들의 일탈을 감시하고 속죄시키는 감사실장으로 활동하며 여전히 사회 실세로 살고 있다.

나는 이 사회에서 성공하는 부류는 어떤 이들인지 생각해 봤다. 절대 잘못을 저지르지 않고는 살지 못하는 그런 사람들이 처벌 대상이 되기는커녕 오히려 권력을 휘두르는 위치에 있다는 것은 참으로 아이러니하다. 관점에 따라 조금 다르겠지만, 원칙을 지키고 위선자들과 관계 맺지 않으며 정직하게 살아가는 이들은 절대 사회적, 대중적 스타가 되거나 권력자가 될 수 없다. 반면에 위선적인 권력자들은 절대 자신의 실체를 드러내지 않는다. 오히려 청렴하고 윤리적이며 도덕적인 모범자로 자신을 포장하며 살아간다. 그런 자들은 죽어서도 진실이 드러나지 않으며, 누군가 진실을 밝힌다 해도 죽은 자는 말이 없다.

절대 권력을 가진 자의 약점은 그 권력의 상실에 관한 두려움이다. 그 때문에 자신의 잘못을 끝까지 감추려 한다. 그러나 그들은 진실이 거짓을 이긴다는 것을 알지 못한다. 그들에게 덤볐다간 나를 죽이려 들겠지만, 날 죽이고도 아무것도 얻을 것이 없다면 오히려 타협하자며 손을 내밀 것이다. 그러면서도 그 타협이 또 하나의 약점으로 남을까 봐 겉으로는 같은 편인 척하겠지만 절대 속마음은 그렇지 않을 것이다. 그들은 다시 때를 기다릴 것이다. 영원히 비밀을 덮기 위해 속고 있는 상대를 사회적으로 매장할 덫을 만들면서. 그것이 그들이 살아가는 방식이다.

그렇다면 그런 덫에 걸려들지 않으려면 어떻게 살아야 할까?

첫째, 그들의 위선적 얼굴을 피하고 다시는 상종하지 말아야 한다.

둘째, 진실을 감추지 말고 감정을 표현하고 살아야 한다.

셋째, 그들이 중요하다고 여기는 열쇠를 쥘 만한 실력과 업력을 갖춰야 한다. 그리고 그 업을 통해 그들의 무능을 대

중도 충분히 알아볼 수 있도록 기록해야 한다.

넷째, 절대 그들을 용서하면 안 된다. 용서만 해 주면 착하게 살겠다고 했던 그들은 용서받고 되돌아가는 순간, 곧바로 복수의 욕망이 끓어오를 것이기 때문이다.

다섯째, 그들과 같이 싸울 수 있어야 한다. 위선자들의 앞에서는 더 위선적인 모습을 연기할 줄도 알아야 한다.

여섯째, 확고한 주장을 할 줄 알아야 한다. 그들은 본능적으로 골수분자를 두려워한다. 한 번도 진국으로 살아 본 적이 없기 때문이다.

미꾸라지!

    인간의 살아가는 방향은 이타주의, 개인주의, 이기주의 등 세 가지로 나뉜다. 학교에서는 이타주의가 가장 우선하는 가치라고 가르쳤다. 그러나 나는 개인주의에 마음이 끌렸다. 창조적인 삶과 자유를 누리는 데는 개인주의가 맞는다고 생각했다. 남에게 피해 주지 않으면서 내가 원하는 삶을 사는 것이 남을 위해 나를 희생하는 이타주의보다 낫다고 생각했다. 학창 시절에도 이타적 사고로 행동하는 친구들이 좋아 보이지 않았다. 오히려 개인주의적 사고로 자유롭고 창조적으로 살아가는 삶이 더 긍정적으로 보였다. 그리고 이기적으로 행동하는 친구들은 아무리 힘이 있고 배경이 든든하다 해도 싫었다. 그들의 이기적 행동 때문에 내 일상에 조그마한 자국이라도 남는 것을 용납하기 싫었다.

○

고등학교 3학년 때 우리 반에 반 친구들보다 한 살이 많은, 1년을 유급해서 3학년을 2년째 다니던 녀석이 있었다. 통통한 얼굴, 거친 피부에 골초였던 그는 형 소리를 들어 가며 싸움 좀 한다는 아이들과 어울려 다녔다. 3학년 2학기가 시작되자 얼마 남지 않은 대학입시로 다들 한창 예민해졌다. 어느 날 점심시간에 다른 반 똘마니들이 그 녀석을 찾아왔고 녀석들은 조용히 공부하는 아이들을 아랑곳하지 않고 쉴새 없이 웃고 떠들었다.

"야! 어제 신림동 맥주 집에서 2000cc 피처 원샷하다가 네가 웃기는 바람에 사래 걸려서 죽을 뻔 했잖아, 이 시키야."

키가 180센티미터나 되는 허우대 멀쩡한 금테 안경이 웃으며 그 말을 받아쳤다.

"형! 내기할 땐 웃기더라도 참아야 해. 난 아무리 웃겨도 원샷 했잖아. 형, 나는 돈이 없어서 술값내기에는 목숨걸거든. 헤헤."

"임마. 그래도 형이 마실 땐 웃기지 마. 돈은 형이 내 줄 텐데 사래 걸려서 죽었으면 돈도 못 내 주잖아. 그리고 옆 테이블에 있던 여대생들한데 쪽 팔렸잖아. 하하."

키 작은 녀석이 웃으면서 끼어들었다.

"걔네들 우리한테 관심도 없던데, 우리가 너무 고등학생 같았나? 우이씨, 어제 줄담배 피웠더니 목 아프네. 캬아악."

녀석이 목구멍에서 가래를 끌어모아 교실 바닥에 뱉었다. 셋은 깔깔대며 책상을 치고, 앞에 앉아 공부하고 있는 다른 친구의 등을 탁탁 쳤다. 그 친구는 아무 소리도 못 하고 잠자코 있었다. 다른 친구들은 휴지를 말아 귓구멍에 끼워 넣거나 이어폰을 끼고 라디오를 들으며 공부에 집중하려고 애썼다. 녀석들을 말리는 친구는 아무도 없었다.

그때 갑자기 한 친구가 "에잇~." 하면서 책상을 꽝 내리쳤다. 뚱땡이 골초 녀석이 깜짝 놀라 소리쳤다.

"아이 깜짝이야. 야, 너 이리 와 봐! 너 간이 아주 배 밖으로 나왔구나!"

키작은 껄렁이가 거들었다.

"형, 가만히 있어. 쟤는 내가 처리할게."

"이 시키야. 이리 나와, 어서. 좋은 말 할 때 나와라. 안 그러면 내가 간다. 내가 가면 넌 죽어."

그제야 자기도 모르게 책상을 내리쳤던 친구가 사태를 파악했다.

"아니야. 그냥 나도 모르게 책상을 친 거야. 미안. 기분 나빴다면 사과할게. 형, 미안해요."

그 친구는 잔뜩 겁먹은 표정으로 사과했다. 하지만 뚱땡이 골초는 그 친구 앞으로 가서 신고 있던 실내화를 벗어 그 친구의 머리를 탁탁 쳤다.

"그래. 사과할 짓 앞으로 한 번만 더했다간 넌 죽어. 이번 한 번만 봐준다. 공부 열심히 해라."

녀석은 가래 침을 탁 뱉은 뒤 자기 자리로 가서 다시 수다삼매경에 빠졌다. 잘못한 건 분명 저 녀석들인데 아무도 말을 못 하는 상황이 나는 너무 어이없었다. 이렇게 살고 싶지 않았는데, 나도 왠지 비굴하게 사과한 그 친구처럼 초라해졌다. 그 순간, 나는 눈이 보이는 게 없었다. 마음속에서 무언가 부글부글 끓어오르더니 마침내 아드레날린이 폭발해 버렸다. 갑자기 책상에서 일어나는 바람에 의자가 뒤로 넘어졌고 책상까지 앞으로 밀리면서 천둥소리가 났다. 낄낄대던 소리가 뚝 끊기고 순간 정적이 흘렀다. 반 친구들이 모두 놀라 나를 쳐다봤다. 나는 이미 아드레날린 폭발로 귀에서도 느껴질 만큼 심장이 쿵쿵 크고 빠르게 뛰었다.

"야! 이 시키야. 미꾸라지 한 마리가 온 웅덩이 물을 다 흐려 놓는다더니. 딱 그 꼴이네!"

난 완전히 미쳤다.

"한 살 더 처먹었으면 동생들한테 미안해서라도 조용히 있어야지. 넌 지금 우리가 고3인 거 몰라? 애들이 너 때문에 공부 못하는 거 모르냐고!"

뚱땡이 골초의 얼굴이 빨갛게 달아올랐다.

"뭐? 내가 미꾸라지라고? 참 나, 이 시키가 공부 좀 한다고 까부나 본데, 죽고 싶냐?"

나는 어느새 마음의 평온을 되찾았다.

"너야 말고 죽고 싶구나. 한주먹도 되지 않는 게 한 살 많다고 대우해 줬더니 지가 싸움 잘한다고 착각하나 보네. 나하고 한판 붙자!"

뚱땡이는 평소와는 다른 내 모습, 한판 붙자는 말에 기가 눌렸는지 말을 잇지 못한 채 허둥거렸다. 그러자 옆에 있던 금테가 도발했다.

"형, 저 시키 눌러 버려. 저런 시키 안 밟으면 계속 기어올라요."

나는 피식 웃으면서 말했다.

"야, 금테! 넌 우리 반도 아닌데 왜 여기 와서 떠들고 다니냐? 그동안은 저 뚱땡이를 봐서 참아 준 건데, 뚱땡이만 아니었으면 넌 벌써 우리 반 애들한테 뼈도 못 추렸어. 내가 뚱땡이랑 한판 뜨고 그때까지도 네 입이 나불나불 살아 있으면,

내가 네 입도 마저 밟아주마."

그때였다. 점심 시간마다 짬짬이 운동장에서 농구나 축구를 하던 체격 좋은 친구가 소리쳤다.

"금테, 너 이리 와. 넌 나랑 한판 해. 당장 이리 안 와?"

판세가 바뀌자 녀석들에게 눈을 부라리고 소리치는 친구들이 하나둘 늘기 시작했다. 내가 뚱땡이에게 발동을 걸었다.

"넌 화장실로 와라."

모든 친구가 우르르 화장실로 몰려 나갔다.

화장실 안에는 뚱땡이와 나, 둘뿐이었다. 열려 있는 문 밖으로 금테와 키 작은 양아치, 그리고 반 아이들이 떠들썩하게 우리를 지켜보고 있었다.

그때 뚱땡이가 말했다.

"사과해라. 나한테 미꾸라지라고 한 거. 그리고 내가 너보다 나이 많아."

말투는 온순했다. 나는 직감했다. 뚱땡이가 지금 쫄았다는 걸.

"나, 사과하려고 여기 온 거 아니야. 너 먼저 쳐라. 그래야 내가 정당방위로 널 친다."

"빨리 사과해. 그럼 없던 일로 해 줄 테니."

사실 거들먹거리는 녀석들은 정면 돌파하면 아무것도 아니다. 그런 쫄보가 잔뜩 허세만 들어서 여태 반 애들을 괴롭혔다는 생각을 하니 몹시 짜증이 났다.

"맨날 담배나 피우고 놀고 먹으니까 살도 찌고 뇌도 마비되는 거야. 너 같은 놈은 도태돼야 해."

녀석은 바깥에 있는 친구들을 힐끗 쳐다봤다. 친구들 눈을 의식하고 있다는 뜻이었다. 그런 말을 듣고도 가만히 있으면 말 그대로 밥이 되는 거였다. 녀석은 당장 뭐라도 해야 했다. 곧바로 녀석이 두 손을 뻗어 내 가슴을 밀쳤다. 그 순간, 내 주먹이 반사적으로 녀석의 안면을 강타했고 쿵, 녀석이 화장실 시멘트 바닥에 쓰러졌다. 끝났다.

교실로 돌아갔지만 공부고 뭐고 안 될 것 같아서 책가방을 싸서 그대로 집으로 와 버렸다. 이윽고 정신이 돌아오자 별별 생각이 다 났다. '저 시키들이 복수하면 어떻게 하지? 흉기를 들고 와서 갑자기 공격하면 어쩌지? 계속 괴롭히면 공부도 못하게 될 텐데….' 자꾸 안 좋은 생각이 나서 불안했다. 그날 밤은 겨우겨우 잠이 들었고, 다음 날 잔뜩 긴장해서 등교했다. 그런데 뭔가 이상했다. 반 아이들이 갑자기 잘해 주고 친한 척하고. 중요한 것은 그 녀석이 등교하지 않았다는 사실이었다. 그 뒤로도 녀석은 쭉 학교에 나오지 않았다.

드디어 반 아이들은 편하게 공부할 수 있었고, 금테와 키 작은 껄렁이는 죽은 듯이 조용히 학교를 다녔다. 뚱땡이에 대한 소문은 무성했다. 자퇴하고 조직에 들어갔다는 말도 있고, 그날 일로 너무 창피해서 학교 다니기가 싫어져서 전학 갔다는 얘기도 있고, 검정고시를 준비한다는 말도 있었다. 그때 나는 깨달았다. 우리가 꼭 해결해야 하는 일인데도 하지 못하는 것은 막연한 두려움 때문이라는 것을. 그런 허상을 직면하지 못하면 우리는 언제까지고 위축된 채 입을 다물고 안전하다고 생각되는 가두리 안에서만 살아가게 된다는 것도. 나는 그 일로 한동안 주변의 시선을 모았고 그것이 꽤 신경 쓰였다. 행동에는 반드시 뒤따르는 대가가 있기 마련이니까. 그래도 그 당시 나는 그런 상황을 참을 수 없었고, 결과적으로는 나와 반 친구들에게 도움이 된 것은 사실이었다. 그 뒤로도 가끔 비슷한 일이 있었고, 그때마다 내 선택은 다르지 않았다. 다만 지금 다시 그런 선택의 순간이 온다면 그때보다는 좀 더 신중하게 행동할 수 있기를 바랄 뿐이다.

○

영웅 심리는 주변인들과의 상대적 관계에서 비롯된다. 나는 주변의 영향을 받는 삶을 살고 싶지 않기에 영웅 심리 같은 건 사실 내 관심 밖이다. 대중을 위해, 국민을 위해 산다는 이들이 하는 말에 군중은 인기와 권력을 선물하지만, 과연 군중을 진정으로 위하는 사람이 얼마나 될까. 위하는 척 잠시 연기하는 사기꾼, 출세지향형 인간들이 적지 않다. 그들을 혐오하지만 싸울 생각은 없다. 고등학교 시절처럼 그릇된 것들을 마주할 때마다 싸우려 들면 나에게도 뒤따르는 대가가 있다는 걸 알기 때문이다. 그러나 나를 향한 위협에서 나를 지켜야 할 때는 반드시 싸워야 할 것이다. 그것도 아주 무섭게. 하지만 그런 극단적인 경우가 아니라면 중립을 지켜야 하는데, 어떻게 중립을 잘 지킬 수 있을지는 내가 평생 풀어야 할 숙제다.

　어쨌거나 요지는 내가 군중을 위해 살지 않는다는 것이다. 군중은 수시로 변하는 거인이다. 언제나 현명한 것도 아니다. 위정자들은 군중이 항상 옳고 현명하다고 말한다. 그래야 군중의 지지를 얻을 수 있기 때문이다. 다 위선이지만, 세상에서는 그런 이들을 출세한 사람으로 일컫는다. 나는 그런 출세를 원하지 않는다. 그저 내 인생을 살고 싶을 뿐이다.

　나에게도 의사 제자들이 있다. 그들은 나를 스승이라고

하지만, 나는 그들 인생의 스승은 아니다. 나는 신이나 도덕군자로 살 수도, 살 필요도 없다. 나는 그들 위에 있는 사람도 아니고, 그들을 조정하는 사람도, 그들에게 의존해서 살아야 하는 사람도 아니다. 그저 내가 원하는 대로 살아가면서 누구에게도 상처받지 않고 내 인생에 오점을 남기지 않기를 바랄 뿐이다. 군중 심리와 바람은 한 인간을 무너뜨릴 만큼 위험하지만, 그 책임과 죄의식을 군중에게 물을 수는 없다. 그저 바람이기 때문이다. 우리는 그런 시대에 살고 있다.

현재의 나는 젊은 날의 나와 크게 다르지 않지만 그렇다고 똑같지도 않다. 젊은이의 용기와 기백은 쪼그라들었고, 강하고 단단했던 젊고 건강한 몸은 어느덧 삐그덕거리는 의자처럼 이곳저곳 안 아픈 곳이 없는 중년의 몸이 되었다. 대신 삶의 경험으로 얻어진 현명함과 판단력이 있다. 비록 젊은 날의 짙은 색은 이제 빛이 바랬지만 그 색깔만큼은 어렴풋하게나마 여전하다. 그 때문인지 늘 조화롭지 못했고 튀는 삶을 살았다. 본질은 바뀌는 것이 아니기 때문이다. 내가 지금도 조직의 영향을 받기보다 조직에 영향을 끼치는 튀는 인생을 살고 있는 이유다.

대학병원 교수는 크게 두 부류로 나뉜다. 하나는 의사의 고유 본질인 의료에 중점을 두는 교수, 다른 하나는 병원 행정에 중심을 두는 교수다. 두 부류는 대체로 서로를 좋아하지 않는다. 병원 보직으로 서열에 올라 종국에는 병원장이나 의대 학장으로 진출하기 위해 노력하는 이들은 조직 안에서 정치를 하며 보직 승진에 목을 멘다. 보직자의 역할도 물론 중요하다. 하지만 내가 보기에는 의사로서 존경받을 만한 영역은 아니라고 생각한다. 행정 업무를 중시하는 의사를 의사 본질에 충실한 진정한 의사라고 보기는 어렵기 때문이다.

의료에 힘쓰는 의사들을 지원해 최대의 효율을 내고, 병원 이익의 확대를 위해 일하는 보직자들을 비하하려는 것이 아니다. 단지 그런 일을 의료 행위가 아닌 행정 업무로 구분해서 표현하려는 것이다. 보직자로 방향을 전환한 사람은 보직자로서 자신의 직무를 탁월하게 수행하는 것으로 칭송받으면 되는 것이다. 다만 그런 이들이 훌륭한 명의로 둔갑하는 일만은 없었으면 좋겠다.

반면에 진료와 연구, 임상 진료에 모든 것을 거는 교수들에게 보직은 걸림돌이고 사치이자 위선이다. 잦은 회의와 행정 업무, 정치적 사교에 힘쓰다 보면 연구나 환자 진료에 집중하기 어렵다. 그렇다 보니 두 가지 방향에 모두 신경쓰는 교수는 거의 없다. 그 때문에 나도 보직을 맡지 않았다. 아니, 내가 원하지 않은 것이 아니라 상급 보직자들이 나를 원하지 않았다. 그들의 눈에 나는 입맛에 맞는 사람이 아니었을 것이다. 내 관점에서 진정한 의료인이란 주어진 환경 속에서 가능한 한 많은 치료를 하고, 질 좋은 치료를 하며, 지속적인 연구와 노력을 통해 질적 향상을 꾀함으로써, 치료 효과를 높이는 데 힘쓰는 의사라고 생각한다. 나는 그런 의료인이 되기를 소망한다.

티없이 해맑은 표정으로 뛰노는 어린아이들을 보노라면 마음이 깨끗해진다. 아이들의 눈망울 속에서는 아무런 계산 없는 사랑, 슬픔, 기쁨을 볼 수 있다. 그런데 그런 아이들에게 희망과 건강, 밝은 미래를 선사하고 지켜 줄 어른들에게선 그런 순수함이나 열정을 찾아볼 수가 없다. 계산기를 두드리며 이권과 권력을 탐하면서도 겉으로는 그런 모습을 감추고 가면을 쓰고 거짓 선동을 하며 유명세를 즐긴다. 젊을 때는 나이 지긋한 노인들은 다 착하고 좋고 정의로울 거라고 믿었다. 그러나 여태 나는 그런 어른을 만난 기억이 별로 없다. 어쩌면 의인은 상상 속에나 있는 존재일지도 모른다. 아니, 그런 어른을 영영 찾지 못할지도 모른다. 그리고 지금의 나 역시 그런 어른이 아닐 것이다.

역사를 보더라도 나라를 구하겠다고 물불 가리지 않았던 학도병들도, 사랑하는 여인을 위해 자기 목숨도 아끼지 않고 내던진 사랑의 주인공도 다 젊은이였다. 승산 없는 전쟁에 목숨을 바치거나 변변치 않은 무기를 들고 거대 병력에 대항하는 노인은 아마 많지 않을 것이다. 사랑하는 여인을 위해 목숨을 바칠 만큼 순수한 열정을 가진 어른은 또 얼마나 될까.

복잡하게 얽힌 세상사의 중심에는 언제나 인간의 이기심이 똘똘 뭉쳐 있다. 어쩌면 인간은 죽는 날까지 이기적으로 살면서 자신을 포장하고 살다가 한 줌의 흙으로 돌아가는 허망한 존재가 아닐까. 부디 한 줌의 흙으로 돌아가는 순간까지 우리가 순수하고 아름다운 삶을 포기하지 않길 바란다. 삶의 끝자락을 향해 가는 나 또한 지금 이 순간부터라도 의사의 한 사람으로서, 한 인간으로서 내 삶을 순수하고 아름답게 만들어 갈 수 있기를 바란다.

나는 내가 살아온 의사의 삶을 후회하지 않으려 한다. 내가 이제껏 걸어온 내 삶의 방향도 잃지 않으려 한다. 항상 마음속에 깊이 새겨 온 나 자신과의 약속이 있다.

"의사는 치료자다. 아프고 힘든 이들을 아프지 않고 건강한 삶을 살 수 있도록 돕는 것이 치료다. 진정 환자가 잘 치료되어 건강해지는 사람이 많아지고 많아지면, 내 의사의 끝도 나쁘지 않을 것이다." 부디 이 글을 읽는 여러분이 좋은 치료자를 만나 항상 건강하고 행복하시길 진심을 다해 기원한다.

진실을 알고, 지키고 싶었던 의사
천봉순 올림

오늘 자궁 맑음, Q & A

1. 자궁선근종이란 무엇인가?

자궁 근육층(근층)으로 존재하지 말아야 할 자궁 내막 조직의 침투와 증식 때문에 생긴 이차 변성조직 덩어리의 병변을 말한다. 대체로 양성 종양이다.

2. 자궁근종과 자궁선근종의 차이와 공통점은 무엇인가?

두 질환은 전혀 다른 질환이다. 근종은 근육층의 속이나 겉이나 안에 비교적 얌전하게 존재하는 섬유종이라는 딱딱한 종괴로, 증상이 경미한 경우가 대부분이다. 그러나 선근종은 자궁내막 세포 조직(선조직 포함)이 근육층으로 파고들어 대부분 호르몬 변화에 민감하게 반응하고 통증이나 생리혈 과다 등의 증상을 동반하는 양성 종양이다.

3. 자궁선근종으로 어떤 증상들이 나타나는가?

자궁선근종 병변이 있는 위치의 신경이 허리 신경을 눌러 허리 통증이 발생할 수 있으며, 주변 혈관의 비정상적인 증식과 제어로 생리혈이 덩어리지고 지나치게 많아질 수도 있다. 병변의 위치에 따라 방광을 자극하기도 하고, 과도한 호르몬 변화로 증상이 악화되는 경향이 있어서 배란기나 생리 기간에는 통증이 더 심해지기도 한다.

평상시에도 선근종 안 선조직의 과다한 활동으로 분비물이 지나치게 많아지기도 하고, 골반의 혈액 순환 장애로 생긴 골반 울혈 때문에 만성 골반통이 나타나기도 한다.

4. 자궁선근종은 어떻게 진행되는가?

자궁선근종이 발생하면 시작점에서부터 점진적으로 자궁 전체로 번져 간다. 국소적 병변으로 시작해서 미만성으로, 자궁 전체로 점점 번져 가면서 계속 커지는 경향이 있다.

증상이 대체로 초기에는 경미하다가 미만성으로 변한 뒤부터 악화되는 편이다. 하지만 예외적으로 국소적 선근종일 때부터 증상이 매우 극심해서 일상생활을 하기조차 힘든 경우도 종종 있다. 따라서 선근종의 악화 속도를 규칙적으로 관찰해서 치료 시기를 놓치지 않도록 관리할 필요가 있다.

5. 자궁근종이 없는데도 생리통이 심하고 생리량이 많다면 다른 이유가 있는 건가?

생리통의 원인은 너무나 많다. 근종과 같은 질병은 그중 하나의 원인일 뿐이다. 따라서 근종이 없는데도 생리통이 심하다면 능숙한 의사의 진단을 받아 보는 것이 좋다. 환자와 의사가 서로 소통하면서 치료를 통해 불안하지 않고 건강하고 아름다운 생리를 갖기 위해 노력해야 한다. 물론 대다수의 의사들이 정확하게 진단하고 치료하는 것은 아니기에 능숙한 의사를 만나는 것이 무엇보다 중요하다.

6. 진행 단계별로 관리법은 어떻게 다른가?

초기의 국소적 선근종은 그 위치에 따라 증상의 정도나 양상이 다를 수 있어서 환자에 따른 맞춤치료가 필요하다. 약물적 접근이 우선이며, 약물 치료에도 반응하지 않을 경우에는 선근종 병변을 최대한 절제하고 건강한 자궁을 복원할 필요가 있다.

많이 진행된 미만성 선근종은 대부분 약물 치료의 효과가 만족스럽지 못하다. 따라서 의사가 충분히 설명하고 환자의 동의를 받은 후 약물 치료를 시행해야 하고, 수술적 치료로는 자궁 적출이나 자궁 보존 치료를 개복으로 진행할 수 있다.

이때 환자가 선호하는 치료 방향과 의사가 생각하는 최상의 치료 방법에 관해 서로 충분히 상의한 후에 합의해서 치료 방법을 결정해야 한다.

7. 자궁선근종이 생겼을 때는 어떤 마음가짐과 태도를 가져야 할까?

이 질환은 근본적으로 양성 질환이어서 악성 질환과는 달리 생명에 영향을 주지 않는다는 점을 알아야 한다. 증상이 경미하거나 병변이 국소적인 선근종인 경우 반드시 치료가 필요한 것도 아니다. 다만 주치의의 세심한 판단과 관리가 절대적으로 필요하기 때문에 주치의는 객관적인 연구 결과와 지식, 경험을 토대로 충분한 상담을 제공해야 한다. 그렇게만 한다면 이후 임신을 적극적으로 시도할 수도 있고, 건강한 자궁으로 복원하는 수술도 대부분 가능하다. 따라서 선근종이 생겼더라도 좀 더 여유 있는 마음가짐으로 치료에 임하는 것이 바람직하다.

이때 의사의 윤리적인 관리는 필수다. 더불어 반드시 임신을 해야 하는 환자에게는 경험적으로 우수하고, 윤리적으로나 학문적으로 검증된 필요하고도 적절한 시술이나 수술을 시행할 수 있는 실력 있는 의사의 치료와 관리가 꼭 필요하다.

8. 기존 수술법에서는 왜 자궁을 적출해야만 했나?

근본적인 이유는 다른 치료법이 개발되기 이전에는 선근종만 제거하는 수술법이 존재하지 않아 기존 수술법이 가장 쉽고 유일했기 때문이다. 따라서 환자에게 Yes 아니면 No를 선택하게 해서 자궁을 적출해 왔던 것이다. 하지만 시대가 변했고, 소수의 학자와 의사 들의 연구와 노력으로 의술과 의학이 발전했다. 그 덕분에 점진적으로 치료의 필요성 여부를 판단하는 기준이 확립되었고, 효율적인 약물 치료법도 발전했으며, 선근종만 제거하고 자궁은 보존하는 수술로까지 발전해 널리 보급되면서 최상의 방법이란 것도 바뀌었다.

물론 이때도 집도의의 실력에 따라 수술 방법과 질적 차이가 나타날 수는 있다.

9. 자궁을 적출하지 않고 치료하는 방법은 어떤 원리로 작동하나?

1.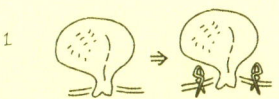

양측 자궁동맥 차단후 수술 중 출혈량을 감소시키며 안전하고 선명한 수술 시야 확보

2.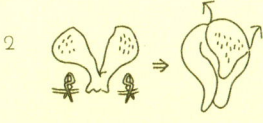

정중앙을 절개하여 그 단면을 확인하고 선근종을 양쪽 모두 완전 절제한다.

3.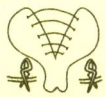

양측 면의 같은 구조면을 맞춰가며 한 땀 한 땀 봉합하며 정상 구조 자궁을 성형·보존한다.

4.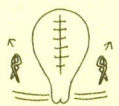

마지막으로 자궁동맥 일시 차단 클립을 제거한 후 혈류 재관류 확인 후 수술을 마친다.

10. 자궁 수술에서 출혈을 줄인 것이 저자가 개발한 수술의 성공에 중요한 요인이기도 한 것 같다. 수술 시 출혈량이 수술 성패에 얼마나 중요한가?

목표한 대로 수술을 마치기 위해서는 우선적으로 출혈이 적거나 없는 수술 필드가 확보되어야 한다. 출혈을 조절하지 못하면 수술 시야가 확보되지 못해 수술 진행이 어렵고, 생명이 위험해질 수도 있다. 출혈을 조절할 수 있어야 성공적으로 수술을 마칠 수 있고 환자의 생명도 지킬 수 있다.

11. 자궁 성형의 정확한 의미는 무엇이며, 수술 방법은 무엇인가? 코 성형에는 귀 연골을 사용하는 것처럼 자궁 성형에도 어떤 자기 세포가 필요한지가 궁금하다.

자궁에 생긴 선근종 등의 병변을 제거한 후 그 빈 공간을 메꾸며 자궁의 원래 구조대로 복원한다는 의미에서 성형이라고 표현한 것이지 미용적인 성형과는 다른 것이다.

교통사고 후 안면을 심하게 다쳤을 때 하는 안면 성형은 미용이 아니라 정상적인 구조로 복원하는 성형이다. 자궁 성형도 그것과 유사하다고 보면 된다.

12. 새로운 수술법이 환자들에게 가져온 가장 큰 변화는 무엇인가?

의료인 대다수가 할 수 있는 수술법은 대중화된 수술법이다. 기본적으로 안전하고 비교적 쉬운 수술법들이 대중화된다. 반면에 복잡하고 어려운 수술은 그것을 소화해 낼 수 있는 극소수의 전문 의료인들에 의해서만 이루어진다.

대중화된 수술법이 오랜 시간 시행되면 환자나 의료인이나 그것이 당연하다고 생각하게 된다.

그러나 현대 사회에서는 환자들이 치료 방향의 개선해 달라고 요구하고, 새로운 치료법을 찾아 나서기도 하는 등 환자들이 공유하는 의료 정보가 확대되었다. 이 같은 변화 속에서 환자들은 더 나은 치료와 수술을 받을 권리를 깨닫고 적극적으로 행동한다.

이런 사회 변화에 따라 내가 새로 개발한 수술법에 관한 정보도 의료인들이 아닌 환자들이 먼저 알아내어 전파하고 있다. 그 덕분에 여성의 생식기관을 포기하는 것으로 고통에서 벗어날 수 있었던 기존 치료법보다는 생식기관의 보존을 통해 더 나은 삶을 꿈꿀 수 있는 새로운 수술법을 선택할 수 있게 된 것이 가장 큰 변화라고 할 수 있다.

13. 새로운 수술법을 개발하는 과정에서 가장 큰 어려움은 무엇이었나?

환자를 대상으로 하는 수술법의 개발은 어떤 것보다 어렵고 복잡한 과정이다. 이 과정에서 의료진이 수술법을 개발하고 발전시키며 완성되어 가는 동안 신념을 잃지 않고 꾸준히 인내하기가 정말 쉽지 않다는 것이 가장 큰 어려움이다.

옳은 치료법은 시간이 지나면 결국 확대될 것이고, 그릇된 수술법은 시간이 지나면 결국 퇴화할 것이다. 따라서 자궁근종 용해술이나 하이푸, 색전술 등의 치료가 점차 활성화되는지 저물어 가는지를 관찰할 필요가 있다.

게다가 많은 의료진은 새로운 의료 기술의 습득에 진정으로 성실하게 노력해야 하며, 환자의 선택을 존중하고, 결정을 위해 올바른 정보를 제공해야 한다. 그런데 의료인의 주관적인 생각으로 자궁이 불필요하다고 강조하면서 적출을 강요한다거나, 다른 치료 방법을 접할 기회를 차단해서는 안 된다.

14. 이 수술법(일시적 자궁동맥차단술)이 적용될 수 없는 사례가 있나?

지금까지 한계를 넓혀 가며 진행해 온 경험을 바탕으로 답을 드린다면, 거의 없다. 대부분 가능하다.

15. 자궁선근종이 발생하는 원인에는 어떤 것들이 있나(유전적, 환경적 원인 모두 포함)?

추정되는 가설을 근거로 보면, 자궁내막이 손상된 상태로 생리를 하게 되어 손상된 틈으로 발생한 자궁내막 세포의 감염, 인공 유산이나 자궁내막 시술, 출산 시 태반의 이상박리 등이 원인일 수 있다. 돌연 발생한 선근종일 경우, 물리적인 자궁내막 손상이 아니라도 호르몬의 이상 분비로 발생한 미세내막 저층의 손상이 원인일 수 있다. 또한, 자궁 외부에서 발생한 자궁내막증이 악화하면서 주변 조직으로 침투하는데, 그중 자궁 조직 안으로 침투하는 경우에도 자궁선근종이 발생할 수도 있다. 아직 명확한 원인이 규명된 것은 아니지만, 앞에서 열거한 원인들을 피하고 관리하는 것이 예방에 도움이 된다.

16. 특정 생활 습관이 자궁선근종을 유발하거나 악화시킬 수 있나?

분만과 출산, 유산, 중절 시술 등을 제외한 일상생활 습관의 측면에서 살펴본다면, 과도한 스트레스와 불규칙한 생리, 호르몬 분비 때문에도 선근종의 발생 위험이 높아질 수 있다. 규칙적인 운동과 건강 관리, 체중 관리는 몸 전체의 건강을 위해서도 기본이자 필수다. 특정 음식 때문에 악화될 위험보다는 스트레스에 의한 호르몬 불균형 때문에 악화될 위험이 몇 배나 더 높다는 점을 분명히 인지해야 한다.

17. 자궁선근종 수술을 받기 전에 어떤 준비를 해야 하나?

수술이 먼저가 아니라는 사실을 반드시 인지하고 내가 받게 될 선근종 수술이 나에게 최선의 수술법인지를 먼저 확인해야 한다.

대한민국에서는 선근종 수술이 보편화되어 있지 않아 똑같은 수술 결과를 도출할 정립된 수술법의 교육이나 보급이 미비한 상태다. 따라서 명확한 결과를 확인해야 하고, 집도의마다 다른 결과를 낼 수 있다는 점을 고려해 수술 전에 반드시 수술 결과에 대해 집도의와 확실히 상담하고 예측한 뒤에 서로 동의한 뒤 수술을 진행해야 한다. 수술이 정확하게 계획되고 시스템화 되어 있다면 그것을 기반으로 수술이 진행된다는 것을 확인하고 진행하면 된다.

18. 자궁선근종 수술을 결정하기 전에 중요하게 고려해야 할 점은 무엇인가?

선근종 수술을 통해 얻으려는 목표가 무엇인지 확인하고, 그 목표가 어떻게, 얼마나 구현될지를 확인해야 한다. 또한 치료의 무게 중심을 수술 결과에 두어야 한다.

수술 결과보다 수술 기구나 수술을 진행하기 위한 접근 방식에 무게 중심을 두어서는 안 된다. 다시 말해, 수술의 완성도가 떨어지는데도 회복과 창상의 깊이가 적다는 이유로 로봇 수술을 진행하려 한다면 주객이 전도되어 이후 불행한 결과를 맞이할 가능성이 높다는 말이다. 즉, 두 가지 접근 방식 모두가 똑같은 결과를 내고 별 차이가 없다면 그것을 전제로 되도록 회복이 빠르고, 흉터를 최소화하고, 비용은 절감되는 방법을 고려하는 것이 바람직하다

19. 수술 후 얼마나 빨리 일상생활로 돌아갈 수 있나?

회복 기간에 대한 판단은 다소 주관적이지만 의료적 측면에서 살펴본다면, 복강경은 수술 후 1주 내에, 개복은 2~3주 안에 일상생활을 회복할 수 있다.

20. 수술 후 임신이 가능한가?

선근증은 현재 불임의 치명적인 원인으로 규명되어 있다. 그 때문에 임신이 어렵고 생리 때마다 극심한 고통을 겪어 더 이상 떨어질 나락조차 없는 삶이라는 것이 선근증 환자들의 현실이다. 이 같은 고통에서 벗어나는 가장 이상적인 방법은 고통이 사라지고, 임신력이 현재보다 월등하게 높아지며, 임신을 할 수 있는 몸이 되게 해 주는 수술법이라고 할 수 있다.

환자의 선근증 정도와 수술 결과에 따라 차이가 있기는 하지만, 내가 시행하는 자궁선근종 수술로는 분명 임신력이 향상되고 출산도 가능한 상태가 된다. 수술받은 환자들의 임신과 출산이 실제로 이뤄지고 있다.

21. 재발할 가능성은 얼마나 되나?

수술을 했던 환자들을 대상으로 한 장기적인 추적 관찰을 통해 밝혀지는 재발율이란, 우선 의미 있는 측정치를 도출할 만한 환자 수가 필요하며, 동일한 수술 방법으로 진행된 사례여야 수치가 왜곡될 위험이 낮아진다. 대한민국에서 100례 이상을 추적 관찰한 연구 결과로 논문을 쓴 것은 권용순 교수팀 외에는 없다. 소수의 환자를 치료한 의사들의 정립되지도 않은, 일관된 수술 방식도 아닌 수술적 데이터는 그만한 가치가 없다.

나는 이미 10년 전에 '100례가 넘는 환자를 평균 30개월 동안 추적한 결과 5~7퍼센트의 환자들에게서 재발이 관찰되었다'라는 연구 결과를 발표했다.

대부분의 재발 환자는 약물 치료를 진행했고 증상이 완화되어 성공적으로 보존적 치료를 진행했고, 5~7퍼센트의 재발 환자 중 5퍼센트(전체로 보면 1퍼센트도 되지 않는) 이내의 환자가 재수술을 받았다. 그리고 2024년 말 현재 권용순 교수팀의 선근증 수술은 2000례를 돌파했다. 이는 전 세계적으로도 가장 많은 사례이며, 이와 관련한 치료 효과 또한 괄목할 만한 성과를 보이고 있다.

더불어 국제 학회를 통해 10년간 이 수술에 대한 교육과 보급, 확산에 힘써 왔으며, 이를 토대로 많은 외국 의료진으로부터 선근종 수술에 대한 관심과 도전을 이끌어 냈다. 물론 국내에서도 많은 의사의 관심과 도전을 이끌어 냈지만, 아직 갈 길이 멀다.

22. 수술 후에 어떤 음식을 먹으면 회복에 도움이 되나?

음식을 지나치게 까탈스럽게 제한하기보다는 좋은 음식을 건강하게 섭취하기를 권한다. 비만 위험이 없는 유기농에 가까운, 인스턴트 음식과는 거리가 먼 음식이라면 너무 가리지 말고 즐겁게 드시기를 권한다.

음식을 제한하는 것보다 더 강력한 위험인자가 바로 스트레스다. 따라서 스트레스 없이 행복하게 음식을 드시는 것이 건강을 유지하는 데 더 도움이 되기 때문에 어떤 음식을 먹어라, 먹지 말아라 하는 식의 권고는 불필요하다.

23. 자궁선근종 치료를 위해 수술 외에도 선택할 수 있는 비수술적 방법이 있나?

가장 중요한 치료는 실력 있는 전문가의 관리 범위 안에 존재하는 것이다. 그렇게 해야 불필요한 치료를 피하고, 확실한 치료를 통해 건강을 얻을 수 있기 때문이다.

또한 같은 약물과 기구를 사용하더라도 언제, 어떻게, 얼마만큼 쓰는가에 따라 치료 효과도 많이 달라지기 때문에 전문가다운 실력이 있는 의료진이어야 한다는 점이 비수술적 치료 방법의 요체라 하겠다. 이 같은 치료적 프로토콜의 교육이 의료 학회를 통해 더욱 많은 의료진에게 직간접적으로 이뤄져야 할 것이다.

24. 수술 후 운동이나 활동을 재개할 때 주의할 점은 무엇인가?

개복술이나 복강경 수술과 크게 다르지 않다. 보편적 원칙에 따라 똑같이 관리해도 된다. 복강 안 자궁 수술 이후 회복 기간에 하는 운동이나 활동 때문에 합병증이 발생할 우려는 거의 없기 때문이다.

25. 자궁선근종을 발견했지만 증상이 없는 경우에도 치료가 필요한가?

증상이 없는 선근증은 대부분 치료가 필요없고, 진단이 잘못되었을 확률이 높다. 선근증은 심하지 않은 상태에서도 대부분 증상이 나타나기 때문이다. 증상이 경미하거나 환자가 잘 조절할 수 있는 정도라면, 치료의 필요성은 현저하게 줄어든다. 선근증은 악화 속도가 크게 빠르지 않고, 전문가의 치료로 악화 속도를 늦출 수 있으며, 악성 암으로 진행된 예가 거의 없기 때문이다.

26. 자궁선근종이 악성으로 변할 가능성이 있나?

보고된 사례가 거의 없다. 따라서 변할 가능성은 거의 없다고 보는 편이 옳다. 그러나 비록 빈도는 매우 낮지만 자궁내막증이 악성화된 사례가 간혹 보고되기도 한다.

27. 자궁선근종이 있는 상태에서 임신하면 어떤 위험이 있을 수 있나?

선근증의 정도에 따라 다르겠지만 첫째, 착상을 방해한다. 둘째, 착상 후 태반의 증식과 성장을 방해해 유산율이 높아진다. 셋째, 선근증은 임신 15주가 넘어서 발생하는 중기 유산과 깊은 관계가 있다. 간혹 자궁 경관 무력증으로 오인해 자궁경관봉축술을 시행했다가 실패하는 경우가 있다.

반복 유산의 가장 유해한 점은 환자가 정신적, 심리적으로 느끼는 피해 의식과 압박감이다. 이는 다음 임신 시도에서 지나친 압박과 불안, 우울감을 초래한다. 따라서 환자의 정신적, 심리적 건강까지도 세심하게 챙기고 관리해야 한다는 점을 잊지 말아야 한다.

28. 수술 후 관리할 때 집에서 할 수 있는 효과적인 방법은 무엇인가?

수술한 지 3주 정도 지나면 적극적으로 재활 활동이나 운동을 시작하는 것이 좋다. 4주가 지나면 점진적인 복근 운동으로 복근을 자극하고, 두 달이 지나면 비교적 왕성한 복근 운동을 진행하는 것이 좋다. 또한 충분한 무기질과 비타민을 섭취하고, 운동 부족과 과도한 탄수화물 섭취로 체중이 늘어나지 않도록 해야 한다. 안 그러면 호르몬 불균형이 초래되어 환자의 자궁 건강을 해칠 수도 있기 때문이다.

29. 수술 후 정기 검진은 얼마나 자주 받아야 하나?

선근증 수술 후 세 차례의 호르몬 억제주사(데포주사)를 맞고 나서 그 이후 6개월 간격으로 만 2년을 채운 시점에 특별한 문제가 없고 자궁도 건강하게 유지되고 있다면, 정기검진은 일 년에 한 번씩만 받으면 된다. 자주 관리받을 필요도 없고 어떤 약이나 치료도 받을 필요 없이 있는 그대로의 삶을 영위할 수 있다는 말이다.

만약 수술 후에 의료진이 호르몬 약물(비잔, 로잔, 피임약 등)을 지속적으로 장기 복용하라고 권한다면, 그 이유를 들어 보고 그것에 동의할 수 있어야 한다. 나는 그런 약물의 복용을 권하지 않는다.

30. 자궁선근종이 있는 상태에서 생리 불순이나 생리통이 더 심해질 수 있나?

생리불순과 생리통은 선근종과 밀접한 관계가 있기 때문에 선근종이 악화되면 생리불순이나 생리통도 더 심해진다. 그 때문에 일상생활이 어렵고, 빈혈이 나타나며, 과도한 진통제 복용으로 유해한 2차 증상이나 질환이 발생할 수도 있다. 따라서 증상이 심해졌다면 선근종 치료를 서두르는 것이 바람직하다.

31. 홍삼이나 한약 같은 보신용 음식, 또는 베리류를 먹는 것은 정말 안 좋은가?

홍삼이 선근증을 악화시킨다는 설에 대해서는 밝혀진 정확한 근거가 없다. 다만, 여성 호르몬 함량이 높은 식물성이나 동물성 에스트로겐이 많은 칡, 녹용, 석류 등의 음식은 선근증을 악화시킬 우려가 있으니 되도록 피하는 것이 좋다.

한약은 조제 방식에 따라 성분이 달라지기 때문에 명확한 한약 성분을 확인하고 한의사에게 책임 있는 조언을 받을 필요가 있다. 그리고 한약의 세부 성분이 아닌 포괄적인 한약에 대해 양방 의사들이 함부로 단정지어 말할 수는 없다. 모르는 영역에 대해서는 언급을 피하는 것이 바람직하다.

32. 자궁내막 쪽에 붙어 있는 근종이나 선근종은 임신, 출산에 영향을 미치나?

당연히 영향을 미친다. 다만 임신 초기를 지나 중기까지 임신이 유지된다면, 대개 출산에 미치는 영향은 대부분 미미해진다. 자궁내막 쪽에 붙어 있는 병변은 임신 초기에는 매우 많은 영향을 미치지만 중기 이후에는 줄어든다는 말이다.

33. 성관계가 안 좋은 영향(증상 악화)을 미칠 수 있나?

성관계 자체가 질병을 악화시킨다고 보기는 어렵다. 질환 때문에 종종 성교통이 발생하기도 하지만, 성관계에서 별다른 통증이 없다면 성관계 자체가 질병에 안 좋은 영향을 미치거나 질병을 악화시킨다고 볼 수는 없기 때문에 성관계를 막을 이유가 없다.

선근증은 자연 임신이 가능한 경우가 종종 있다. 따라서 임신을 원하는 여성에겐 난임병원에서 받는 치료와는 상관없이 자연 임신을 위한 성관계를 권하기도 한다.

34. 수술은 출산 전과 출산 후 중 언제가 더 나은가?

수술 시기를 단순 논리로 정하는 것은 옳지 않다. 임신이 가능한 선근증인 경우, 먼저 임신과 출산을 권하고 그 이후에 치료를 고려한다. 반면에 임신이 되지 않는 불임 여성에게는 수술이 오히려 임신력을 높여 주기 때문에 수술을 먼저 시행하는 것이 원칙이다.

그러나 미혼 여성이고 언제 결혼할지 모르는 상황이라면 고통을 없애고 건강한 삶을 이루는 것이 우선이기 때문에 수술을 진행하거나 약물 치료를 통해 건강을 되찾도록 하는 것이 바람직하다. 어느 쪽이든 모든 치료는 육체적, 심리적으로 건강한 삶이 우선되어야 한다.

35. 선근종 때문에 하는 미레나 시술로 100퍼센트 피임이 되나?

99퍼센트에 가까운 피임법이다. 100퍼센트 피임법은 존재하지 않는다.

36. 선근종 때문에 미레나 시술의 효과가 점점 떨어지면 피임 효과도 떨어지나?

선근증 자체가 불임의 원인으로 임신이 어려운데 미레나까지 삽입한다면, 효과가 가중되어 피임 효과는 더 높아진다.

37. 자궁내막에 붙어 있는 작은 근종은 수술하기가 어렵다는데, 크기가 얼마나 더 커질 때까지 기다렸다가 수술해야 하나?

증상이 없는 근종은 수술하지 않는다. 그러나 출혈이나 분비물, 불임, 유산 등의 증상이 있다면 제거할 수 있다. 수술이 어려운 건 사실이지만 쉽게 수술하는 의사도 분명 있다.

38. 보통 복강경으로 수술하는 것으로 아는데 위치가 안 좋거나 상태가 안 좋아서 절개로 진행해야 하는 경우도 많은가?

수술을 완벽하게 마칠 수 있다는 전제하에 수술 방법을 결정하는 접근 방식으로서 복강경 또는 개복 방식을 선택하는 것이지, 복강경이나 개복이 수술 결과를 위한 목표는 아니다.

크기가 제한적이고 국소적으로 분포하는 가벼운 선근증은 대부분 복강경으로 수술하며 치료의 예후가 개복 수술보다 좋다. 선근증의 정도가 매우 심하고 크기도 너무 큰데 복강경이나 로봇으로 수술을 진행할 경우 병변을 다 제거하지 못하고 부분적으로만 제거해서 좋지 않은 결과가 초래될 수 있기 때문이다. 이런 사실을 알면서도 개복으로 진행해야 할 수술을 무리하게 로봇 수술로 진행하는 것은 바람직하지 않다.

39. 자궁선근종 수술법을 개발하게 된 계기는 무엇인가?

기존의 치료가 최상이 아니라 차선이라고 생각했고, 최상을 찾아 환자들의 건강을 지키는 획기적인 의사가 되기를 강하게 원했기 때문이다.

40. 새로운 수술법을 처음 시도할 때 가장 두려웠던 점은 무엇인가?

없었다. 매우 단계적으로 치밀하게 기획하고 실천해 왔기 때문에 두려움보다는 오히려 열정과 흥분을 느꼈다.

41. 환자들과 소통할 때 가장 중요하게 생각하는 점은 무엇인가?

공감이다. 그리고 진실을 알리는 것이다.

가장 중요한 것은 질병에 대한 이해와 공감이다. 그리고 그보다 더 중요한 것은 의료진의 실력이다. 나는 내가 하지 못하는 치료라면 환자를 위해 나보다 잘하는 의료진을 소개하고 전원하는 것이 의사로서 매우 중요한 의무라고 생각한다. 나는 환자들에게 그럴 권리가 있다는 것을 알려드린다.

42. 이 책을 통해 독자들에게 가장 전달하고 싶은 메시지는 무엇인가?

진정 올바르고 훌륭한 의료진이 더 많아져서 환자들이 더욱 건강해지는 사회와 나라가 되기 위해 여러분 모두가 잘 분별하고 각성하기를 바란다. 의사들 역시 윤리적 사명감을 늘 마음에 새기면 좋겠다.

43. 기존의 자궁선근종 치료법의 문제점은 무엇이라고 생각하나?

의사들은 새로운 치료법을 연구하고 시행할 필요를 별로 느끼지 않는다. 오히려 부담스러워할 수도 있다. 그 때문에 새로운 치료법을 개발해도 문제점을 곧바로 개선하고 발전시킬 원동력을 얻기 어렵다.

새로운 치료법은 시간이 갈수록 널리 보급되면서 단점이 보완되며 완성되어 가는 것이다. 그렇지 못했을 때는 도태될 수도 있어서 국가적, 사회적 지원과 더불어 의료계의 지원도 꼭 필요하다.

44. 새로운 수술법이 의료계에서 널리 받아들여지지 않는 이유는 무엇인가?

지식의 공유 및 교육이 부족하기 때문이다. 제대로 된 지식의 공유와 교육이 이뤄지지 않으면, 제대로 완성되지 않은 수술이 행해지고 그 피해는 고스란히 환자들에게 돌아간다. 그 때문에 교육의 공유와 질적 적정성 평가가 제대로 관리되어야 한다.

하지만 그것이 일부 의료인들 사이에서만 이뤄질 뿐 널리 알려지지 않고 있다. 많은 의료진이 토론과 지혜를 모으고 그것을 실천할 필요가 있다.

45. 환자들에게 자궁선근종에 대해 가장 먼저 알리고 싶은 정보는 무엇인가?

자궁선근종은 치료 불가능한 질환이 아니다. 따라서 희망을 가지고 그 희망을 실현해 줄 의료진을 찾아 함께 의논하고 토론해 가며 올바른 답을 찾아야 한다.

46. 이 수술을 받기 위해 환자가 미리 준비해야 할 것이 있나?

없다. 솔직하고 정확하게 진료를 받으면 된다. MRI나 CT 같은 검사가 필요한 경우도 드물다. 유착이 심하거나 감별진단이 꼭 필요한 경우에만 환자에게 초음파 외의 추가 검사를 진행하는 것이 바람직하다.

47. 수술 후에 환자들이 가장 주의해야 할 점은 무엇인가?

치료에 최선을 다한 만큼, 건강하고 즐거운 삶을 누리는 것에만 집중하면서 정기적으로 하는 검진 약속만 잘 지키면 된다.

48. 자궁선근종에 관한 오해나 잘못된 정보 중 가장 흔한 것은 무엇인가?

자궁을 떼지 않고는 치료가 불가능하다, 자궁을 살리는 방법은 하이푸(고강도집속초음파)와 자궁동맥색전술밖에 없다, 무조건 MRI와 같은 고가의 검사를 해야 한다, 로봇수술이 제일이다, 어디서 누가 하든 수술 내용은 같다, 등의 말들은 모두 잘못된 정보다.

49. 환자들이 진단받은 후 치료 방법을 선택할 때 참고할 만한 조언이 있나?

전문가의 치료를 선택한다면, 그 의사가 시행한 치료 중심의 결과와 완성도라는 것을 이해하고 신뢰해야 한다. 그 의사는 자신이 아는 최선의 방법을 제시한 것이다. 일부러 흉터를 크게 남기려는 의사는 없다. 다만, 치료 결과가 미흡하다는 것을 알면서도 로봇 수술이 좋다고 권하는 의사에게는 다시 한번 확인하기를 바란다. 이 방법이 최고의 결과를 도출하는 것이 맞는지.

50. 수술법을 통해 변화된 환자들의 삶의 이야기가 있다면?

너무나 다양하고 많다. 혹시 그들과의 만남의 자리가 이루어진다면 환자들의 동의하에 여러 치료 후기를 직접 전달할 기회를 마련해 보고 싶다. 글로 쓰기에는 너무 방대하고 다양하기 때문이다.

51. 이 수술법이 세계적으로 적용될 가능성이 있나?

이미 세계적이다. 여러 나라에서 치료받으러 와서 실제로 시행하고 있다. 또한 해외 의사들도 조금씩 이 수술법으로 치료를 시도하고 있다. 선구자적인 관점에서 본다면 이미 세계 최고라 할 수 있다. 분명한 사실이기에 이렇게 말할 수 있는 것이다.

52. 의료진과 신뢰를 쌓기 위해 환자에게 가장 중요한 태도는 무엇인가?

의료진과 진실하게 마주해야 하고, 그런 자리에서도 반드시 예의를 지켜야 한다. 실력은 신뢰의 바탕 위에서 만들어지는 것이기 때문이다.

53. 기존 의료계의 반대 속에서도 진실을 지킬 수 있었던 힘은 무엇이었나?

환자들이다. 그들의 건강과 행복이 다른 이들에게 전해지고, 그 덕분에 그들이 다시 나를 찾아왔다. 지금 나를 찾는 환자들도 거의 다른 환자들에게서 정보를 듣고 온 것이지 다른 의료인의 소개로 찾아오는 사례는 드물다. 현 의료계가 그만큼 폐쇄적이다.

54. 앞으로 환자들과 의료계를 위해 이루고 싶은 목표는 무엇인가?

의사들의 권위는 실력과 진실의 바탕 위에 윤리적 의료가 뒷받침되어야 세워지는 것임을 알리는 데 내가 추구하는 진료의 방향이 하나의 불씨가 되기를 바란다. 진실을 가리는 기득권의 횡포에서 젊고 유능한 의사들이 좌절되지 않도록 힘을 주는 의료인이 되고 싶다.

55. 환자들에게 가장 기억에 남는 감사의 말이나 사연은 무엇인가?

수술 후 1~2년이 지난 환자가 보여 준 '시간이 지날수록 고마움을 느낀다.'라는 편지글이 가장 기억에 남는다. 그분의 행복감과 감사함이 진실하게 느껴지는 그 편지로 내가 더 큰 감사와 보람을 느꼈다.

최근 활동

- 2020.07 자궁선근증 보존적 수술 1000례 돌파
- 2024.10 2000례 돌파

학술상

1. 2015. 10. 13.

헝가리 부다페스트에서 개최된 COGI학회(World congress on Controversies in Obstetrics, Gynecology & Infertility)에서 Best Abstact상을 받았다고 밝혔다.

(이번 22차 COGI는 1년에 2번 열리는 학회로 산과, 부인과, 불임 및 생식의학 전 영역에 걸쳐 최신 연구결과를 발표하는 자리다.
곽 교수는 울산대학교병원 산부인과 권용순 교수와 진행 중인 '자궁 보존적 수술 방법에 대한 연구' 를 정리분석, 발표해 연구의 가치와 우수성을 인정받아 34세 이하 젊은 의학자 경쟁 부분에서 수상했다. 2015.10.13.)

2. 2018. 04

2018년 4월 26일부터 28일까지 이탈리아 피렌체에서 열린 세계적인 산부인과학회 '2018 SEUD(The Society of endometriosis and uterine disease)'에서 최우수 구연상을 수상했다.

(이번 학회에서 권용순 교수는 '미만성 자궁선근종 환자 116명의 일시적 자궁동맥차단술 이용 자궁 보존술 임상 결과'라는 주제 발표를 통해 독자 개발한 수술법이 자궁보존 선근종 치료에 높은 효과와 안전성이 있다는 것을 해외 유수 석학들에게 인정받았다.)

3. 2022. 12

제108차 대한산부인과학회 정기학술대회에서 일반부인과 부문 최우수 구연상을 수상했다.

'자궁선근증에서 여성호르몬 수용체를 조절하는 단백질 규명(USP10 modulates estrogen receptor in adenomyosis)에 대한 연구'로 상을 받았다.

선근증 관련 연구 결과를 2013년부터 현재까지 매년 3~4회 정도 총 22개국 해외 학회에 참석해 발표해 왔다.

선근증 주요 논문

1. 2013년도
시적 자궁동맥차단술을 이용한 복강경을 이용한 자궁근종 절제술 연구
Transient occlusion of uterine arteries with endoscopic vascular clip preceding laparoscopic myomectomy.
Kwon YS, Jung DY, Lee SH, Ahn JW, Roh HJ, Im KS.J Laparoendosc Adv Surg Tech A. 2013 Aug;23(8):679-83. doi: 10.1089/lap.2012.0540. Epub 2013 Apr 30.PMID:23631666

2. 2013년도
일시적 자궁동맥차단술하에 복강경하에 자궁선근종 절제술 연구
Laparoscopic adenomyomectomy under transient occlusion of uterine arteries with an endoscopic vascular clip.
Kwon YS, Roh HJ, Ahn JW, Lee SH, Im KS.J Laparoendosc Adv Surg Tech A. 2013

3. 2015년도
일시적 자동동맥차단술을 통한 전치 태반 제왕 절개술의 출혈 조절 효과 연구
Intraoperative bleeding control during cesarean delivery of complete placenta previa with transient occlusion of uterine arteries.
Kim JH, Joung EJ, Lee SJ, Kwack JY, **Kwon YS**.Obstet Gynecol Sci. 2015 Nov;58(6):522-4. doi: 10.5468/ogs.2015.58.6.522. Epub 2015 Nov 16.PMID:26623419Free PMC article

4. 2015년도
자궁 전체를 침범한 선근종 환자의 성공적 수술 절제술의 연구 결과 보고
Conservative adenomyomectomy with transient occlusion of uterine arteries for diffuse uterine adenomyosis.
Kwon YS, Roh HJ, Ahn JW, Lee SH, Im KS.J Obstet Gynaecol Res. 2015 Jun;41(6):938-45. doi: 10.1111/jog.12649. Epub 2014 Dec 16.PMID:2551063

5. 2015년도
일시적 자궁동맥차단술의 부인과 수술에서의 효용성 연구
Transient occlusion of uterine arteries in laparoscopic uterine surgery.

Kwon YS, Roh HJ, Ahn JW, Lee SH, Im KS.JSLS. 2015 Jan-Mar;19(1):e2014.00189. doi: 10.4294/JSLS.2014.00189.PMID:25848179Free PMC article

6. 2016년도
심한 미만성 자궁선근종 절제술 후 단일 태반 쌍태아 성공적 분만 사례 보고
Monochorionic twin delivery after conservative surgical treatment of a patient with severe diffuse uterine adenomyosis without uterine rupture.
Kwack JY, Jeon SB, Kim K, Lee SJ, **Kwon YS**.Obstet Gynecol Sci. 2016 Jul;59(4):311-5. doi: 10.5468/ogs.2016.59.4.311. Epub 2016 Jul 13.PMID:2746259

7. 2017년도
복강경을 이용한 자궁선근종 절제술 치료 결과 연구 보고
Laparoscopic Surgery for Focal Adenomyosis.
Kwack JY, **Kwon YS**.JSLS. 2017 Apr-Jun;21(2):e2017.00014. doi: 10.4293/JSLS.2017.00014.PMID:28642638Free PMC article

8. 2018년도
자궁선근종 절제술의 복강경 수술과 개복 수술의 비교 연구
(8):679-83. doi: 10.1089/lap.2012.0540. Epub 2013 Apr 30.PMID:23631666
Conservative surgery of uterine adenomyosis via laparoscopic versus laparotomic approach in a single institution.
Kwack JY, Im KS, **Kwon YS**. J Obstet Gynaecol Res. 2018 Jul;44(7):1268-1273. doi: 10.1111/jog.13658. Epub 2018 May 29.PMID:29845687

9. 2018년도
자궁 전체를 침범한 선근종 환자의 수술적 치료의 연구 결과 분석: 단일 집도의 수술 116예 분석
Conservative surgery of diffuse adenomyosis with TOUA: Single surgeon experience of one hundred sixteen cases and report of fertility outcomes.
Kwack JY, **Kwon YS**. Kaohsiung J Med Sci. 2018 May;34(5):290-294. doi: 10.1016/j.kjms.2017.12.008. Epub 2018 Jan 9.PMID:29699636Free article.

10. 2019년도

출혈 고위험 자궁 수술에서 일시적 자궁동맥차단술의 효과 연구 결과 보고

Transient Occlusion of Uterine Arteries in Procedures with High Risk of Uterine Bleeding.

Kwon YS, Cho YM, Im KS, Yoo SB, Hyung SW.JSLS. 2019 Jan-Mar;23(1):e2018.00072. doi: 10.4293/JSLS.2018.00072.PMID:30675095Free PMC article.

11. 2020년도

단일 집도의에 자궁선근종 절제 수술 받은 환자들의 임신 및 출산 임상적 결과 분석 연구

Pregnancy and delivery outcomes in the women who have received adenomyomectomy: Performed by a single surgeon by a uniform surgical technique.

Kwack JY, Lee SJ, **Kwon YS.**Taiwan J Obstet Gynecol. 2021 Jan;60(1):99-102. doi: 10.1016/j.tjog.2020.11.015.PMID:33495018Free article.

12. 2022년도

세 단계 접근 술식을 이용한 발전된 복강경을 이용한 자궁선근종 절제술 연구

Advanced Laparoscopic Adenomyomectomy Technique for Focal Uterine Adenomyosis by Three-step Approach.

Kwack JY, Seo M, Hong JS, Im KS, **Kwon YS.**JSLS. 2022 Oct-Dec;26(4):e2022.00055. doi: 10.4293/JSLS.2022.00055.PMID:36452905Free PMC article.

13. 2023년도

아주 희귀한 발병률을 가지는 자궁 근종의 수술적 치료 사례 분석

Clinical Outcomes of Conservative Surgery for Diffuse Uterine Leiomyomatosis: Preliminary Experience of 17 Cases in a Single Center.

Kweon S, Park J, Sim Y, Kwack JY, **Kwon YS.**J Clin Med. 2023 Dec 12;12(24):7638. doi: 10.3390/jcm12247638.PMID:38137706Free PMC article.

오늘 자궁 맑음

지은이 권용순
펴낸이 이제야 이미현
기획 김병곤
편집 전정숙
디자인 이제야 방보경
마케팅 이제야 1호점
주소 서울시 마포구 성산동 200-341, 402호
전자우편 properbook@naver.com

ISBN 979-11-990288-1-4 (03800)
1쇄 2025년 4월 30일

이 책의 판권은 지은이와 **도서출판 고유명사**에 있습니다.
양측의 서면 동의 없는 무단 전재 및 복제를 금합니다.